三三医书

裘庆元 辑

U0308899

临证综合秘本五种

医学妙谛
医学说约
医脉摘要
医易一理
医事启源

中国中医药出版社

·北京·

图书在版编目（CIP）数据

临证综合秘本五种/裴庆元辑.—北京：中国中医药出版社，2019.5
（三三医书）
ISBN 978 – 7 – 5132 – 4456 – 5

Ⅰ.①临…　Ⅱ.①裴…　Ⅲ.①中医临床　Ⅳ.①R24

中国版本图书馆 CIP 数据核字（2017）第 236999 号

中国中医药出版社出版

北京经济技术开发区科创十三街 31 号院二区 8 号楼
邮政编码　100176
传真　010 – 64405750
河北新华第二印刷有限责任公司印刷
各地新华书店经销

开本 880×1230　1/32　印张 10.75　字数 191 千字
2019 年 5 月第 1 版　2019 年 5 月第 1 次印刷
书号　ISBN 978 – 7 – 5132 – 4456 – 5

定价　55.00 元
网址　www.cptcm.com

社 长 热 线　010 – 64405720
购 书 热 线　010 – 89535836
维 权 打 假　010 – 64405753

微信服务号　zgzyycbs
微商城网址　https：//kdt.im/LIdUGr
官 方 微 博　http：//e.weibo.com/cptcm
天猫旗舰店网址　https：//zgzyycbs.tmall.com

如有印装质量问题请与本社出版部联系（010 – 64405510）
版权专有　侵权必究

出版说明

近代著名医家裘庆元先生编辑的《三三医书》（又名《秘本医学丛书》），不仅保存了大量珍贵的中医孤本秘籍，而且所选书目多为家传秘本，疗效独特，简练实用，自1924年刊印以来，深受中医读者欢迎，对推动中医的发展起到了积极的作用。1998年中国中医药出版社组织有关专家、学者对此书重新进行了整理出版，使此书得以更广泛的传播，影响日增。

然而，美中不足的是，原著三大卷，洋洋近五百万字，卷帙浩繁，所收的99种书籍又都随意编排，没有分类，给读者阅读、研究带来极大不便。有鉴于此，我们又对原著重新进行了整理编排：

1. 根据原著所收99本书每本书的基本内容，按中医学科重新进行分类编排，分为《医经秘本四种》《伤寒秘本三种》《诊法秘本五种》《本草秘本三种》《方书秘本八种》《临证综合秘本五种》《温病秘本十四种》《内科秘本六种》《外伤科、皮科秘本九种》《妇科秘本三种》《儿科秘本二种》《咽喉口齿科秘本四种》《针灸、养生秘本三种》《医案秘本十五种》《医话医论秘本十五种》，共15册，改为大32开简装本，分别刊印，以满足更广大读者的需求。

2. 全书改为现代简体横排。每本书的整理仍以上海书店影印本为底本，以现存最早刻本、影印本或近期出版的铅印本为参校本。除系底本明显由刊刻、抄写等导致的错误，经核实确认后径改（不出注），以及因版式改动，某些方位词如"左""右"相应改为"上""下"外，目录根据套书内容做相应调整，其余基本忠实原著。原书刊印时为填补版面而增加的"补白""告白"之类也予以保留。

限于水平，加之时间仓促，整理编排难免有错漏，欢迎读者批评指正。挖掘整理出版优秀的中医古籍是我们的重要任务之一，我们将一如既往，继续努力，为传播、弘扬中医药文化、知识做出更大贡献。

中国中医药出版社

2018 年 3 月

内容提要

《三三医书·临证综合秘本五种》包括《医学妙谛》《医学说约》《医脉摘要》《医易一理》《医事启源》等五部著作。

《医学妙谛》主要论述多种内科杂病和五官科疾病常见病之病因、病理、脉象、药理和治法。《医学说约》以风、寒、暑、湿、燥、火、脾胃、气、血、痰等门为纲，以各门之主症立论为目，扼要叙述了以内科杂病为主的多种常见病的病因、证脉及治疗。《医脉摘要》先从外感、内伤、伤寒六经、脏腑病证等方面辨别疑似证候，再述验舌诊脉之方法，附以时方歌、药性赋。《医易一理》以易理解释医理，配合图说，对研究易理与医学的联系有所帮助。《医事启源》中举了大量的例子，历征古书说明西医诸术其源皆出于中国。

五本书以介绍疾病的诊治为主。《医学妙谛》和《医脉摘要》均附有歌诀，或言病因治法，或言药性方剂，便于读者阅习。

作者简介

裘庆元（1873—1948），浙江绍兴人，近代著名医家。16岁时进钱庄当学徒，因患肺病，遂发奋专攻中医学，并广收医籍秘本，造诣日深。后渐为人治病，每获良效，名声大振。

逢国内时局动荡，遇事远走东北，得识日本医界名士，获睹大量祖国珍本医籍，深慨祖国医籍散佚之多，乃有志于搜求。民国初年返绍，易名吉生，遂以医为业，以济世活人为己任。当时受外来文化影响，民族虚无主义思潮泛滥，中医药事业处于危急存亡之秋，先生毅然以复兴中医为己任，主持绍兴医药联合会，与何廉臣、曹炳章等创办《绍兴医药学报》，兼编《国医百家丛书》，并任绍郡医药研究社副社长。1929年废止中医事起，先生赴南京请愿，积极参加反对废止中医药的斗争。1923年迁居杭州，成立三三医社，出《三三医报》。先生深慨罕世之珍本秘籍，人多自秘，衡世之书，人难得见，叹曰："医书乃活人之书，何忍令其湮没，又何可令其秘而不传。"于是，或刊广告，或询社友，征救全国收藏之秘籍，得书千余种。乃精加选辑，于1924年刊《三三医书》，共3集，每集各33种，每书各撰提要，使读者一览而知全书概况。

后先生又精选珍贵孤本90种，于1935年复与世界书局商定，刊行《珍本医书集成》第一集。其第二、三集编目虽已确定，但因抗战爆发，被迫中止。

医 三
书 三

临证综合秘本五种

医 三
书 三

医 三
书 三 总目录

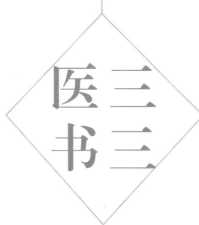

三三

医书

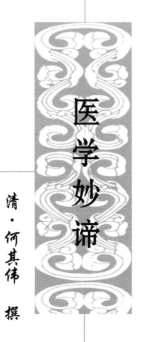

医学妙谛

清·何其伟　撰

提要

　　青浦何书田先生《医学妙谛》三卷，久为医学界所搜觅而不可得之书也。虽前年本社刊有社友何廉臣君重订本，然既不能全部杀青，如神龙之见首不见尾，尤未能存其原体，若庐山之已非真面目也。读者难免遗憾。裘君吉生前以他书向何氏交换，得录原本，藏诸箧中，今趁此刊行，以慰众望，想同志中亦必以先睹为快焉。至本书内容之分门别章，朗若列眉，无俟再赘。

序

　　医者意也，意之所注，往往如期而中。夫医之书多矣，自神农尝百草疗病，而后岐伯之刀圭，伊尹之汤液，暨乎汉唐，历宋元明，以迄于今，医书增至千百余种。神明变通，悉可随机而应。第卷帙繁多，学者限于知识，如何口诵心维，此医书之所以难得佳本也。青浦何书田先生，本儒者，精于轩岐，手著《医学妙谛》一书，分门别款，计七十六章，每章引《内经》（《灵枢》《素问》）及诸名家各种方书，论证根柢、精审不磨之言为宗旨焉。病因治法编为七言歌括，词意秩然有序。后列各症条款，应用方药，加之参论，朗若列眉，为家塾读本也。嘉定陈墨荪少尉，医承世业，学有渊源，更师事先生之嗣平翁同游讲贯，精通《灵》《素》百家，今三折肱矣。此书经咸丰庚申兵燹，已多散佚，墨荪参互考证，缺者补之，复完全帙数。十年来凭此编为人治病，历历中肯，百不失一，真枕中秘也。不欲自秘，将付剞劂氏而邮书问序于余。余素昧医理，公余退圃，翻阅各种方书，略知梗概。今观是书，简而不遗，要而不繁，初学之士熟习而深思之，于以上溯源流，进观堂奥，不难契灵兰之妙谛而参金匮之鸿文也，是为序。

　　光绪十有八年岁次壬辰仲秋之月赐进士出身诰授光禄大夫

头品顶戴军机大臣兵部尚书兼都察院右都御史云贵总督使者浙
江仁和王文韶序于云南节署

序

古之人有言：不为良相，则为良医。故夫察乎天地，通乎神明，调阴阳四时，序得其正，使太和之气翔洽乎寰区，以扶持国家之元运，而佽遂群伦者，相之职也。唯医亦然，此其精蕴，夫岂易言哉。虽然，其理固可推而知也。吾尝涉夫大海矣，波涛极天，弥望无际，然徐而察之，长风一吹，水纹如縠，极之万里，其致同也。而后乃知，至微者固寓乎极大，而极大者实至微所积而成者也。相与医之业，不犹是哉？抉其精则意自有，相忘乎无形而成治者也。今我陈墨荪先生以《医学妙谛》一书相示，且嘱为序。余受而读之，青浦何公书田之所著也，公名在缙绅间昭昭藉甚，今读其书，乃益悦然于神明之妙。中分为三卷，举凡病情、脉理、治法、药品，悉以韵语括之，而附方于后，驱遣《灵枢》，启发《金匮》，即论文笔，已有风水相遭之奇，而况乎有极大者固寓乎其中哉！神灵在手，造化因心，不刊之作也。今先生将为付梓，公诸海内，先生固公子之门人也，渊源澄澈，故艺精而道明。亟传此书，吾知其实有康济之怀，将使人人登诸寿域，无疾病夭札之虞，功同良相也。又岂特为医家之指南而已哉！钦响不已，爰为之序焉。

　　光绪癸巳秋七月蒙自杨文斌质公甫书于劂山官庙之餐柏轩

卷上例言

——何书田太夫子世居青浦北竿山，本儒术，通轩岐之学，临证著手成春，日日远近就诊者，门庭如市，时或舟车往来，吴会士大夫莫不争先延致。在嘉道间为吴下名医之冠。

——先生成功后不复进取，著述甚富，曾刻《竿山草堂诗文集》行世，暨江浙水利等书，为林文忠公器识，文章经济推重当时，实为医名所掩耳。

——《医学妙谛》，先生手辑书也。仿《金匮要略》分门别款，每章之前专宗《内经》《灵枢》《素问》及采诸大家千古不磨之论为引证焉。并列各症条款，宜用汤剂，皆出先生平时阅历手定者也。其病因治法，编为歌括，童而习之，以便口诵心维，为家塾读本也。

——予家世传幼科松承庭训，咸丰癸丑，奉家君命，业医须习大方脉，调理诸症，方称成技。于是命松负笈，从平子夫子授业在门下，甫十月，适家君病足疾，书来促余辞归，临岐分袂，蒙夫子执手殷殷论曰：同事砚席未久，遽唱骊驹，未免耿耿。因袖出一编，语云：此书我家习医秘术，即以赠行。松老矣，回首师门，乌能自己！

光绪十九年岁次癸巳秋八月上浣谷旦小门人嘉定陈松谨识于四明需次

目录

医学妙谛　卷上

　　　　　　　　　　　　　　　　桦山何其伟书田纂

　　　　　　　　　　　　　　　　嘉定陈松墨荪参

　　　　　　　　　　　　　　　　绍兴裘吉生校勘

杂　症

中风章（大指次指麻木不仁，或肌肉微掣，即
　　　为中风之先兆）

　　中风之症治须思，审其所中善治之。中腑风邪四肢着，恶寒拘急脉浮迟。中脏唇缓滞九窍，鼻塞便闭不语时。若中血脉口眼歪，又有中经亦要知。六经无病溺调和，口不能言肢不持。中脏当下腑当汗，中经补血养筋宜。中血脉者无他治，养血通气效最奇。若中脏而兼中腑，伤寒两感症同危。东垣大率

主气虚（中风虽缘外中之风，亦因内气之虚也。虚则气多不贯，一为风所入而肢体于是乎废矣），河间肾虚兼火治（肾息失宜，心火盛而肾水亏，故热郁而生痰，痰甚而发热，热痿相因而风生）。丹溪主湿内生痰，总是类中分明注。治之先用开关法，皂半辛藜俱为末，和以麝香吹鼻中，有嚏则生无不活。醒后先投三合汤，陈甘茯半应相当，南菱归桔芩连术，竹沥姜汁共一汤。左瘫属血痪属气，血虚加芍芎生地（四物恐泥痰，宜用姜汁炒）。瘀血桃仁与红花（瘀血症小便利，大便黑，或腹中怀痛），气弱参芪也同剂。遗尿盗汗亦如之，小便不通不可利。僵蚕全蝎闭塞加，钩藤可治牙关闭。肥人乌附以引经（乌头、附子、童便煮用），气实人参亦须忌（脉右寸有力，用参恐痰涎瘀经络）。风盛自汗身体痛，羌活防风并薄桂。头目不利或头痛，芎芷蔓荆辛芥穗。无汗身疼加芷羌，芎防苍术秦艽配。心血内亏神恍惚，茯神远志菖蒲合。或心动摇惊悸者，竹茹酸枣辰砂益。风痰炽甚须胆星，防积牙皂瓜蒌仁。食伤曲麦山楂枳，便闭还须三化行（三化汤用枳实、川朴、大黄、羌活）。

肝肾虚内风动

胡麻　天麻　桂圆　黄芪　甘草　熟地　萸肉　远志　五味　苁蓉　当归　杞子　首乌　牡蛎　甘菊　蒺藜　虎骨　女贞　牛膝

阳虚卫疏

人参　当归　附子　桑叶　黄芪　天麻　於术　或玉屏风加减

卫虚络痹

桂枝　黄芪　附子　羌活　远志　姜黄

气虚

人参　黄芪　白术　炙草　当归　陈皮　天麻　姜枣

肝肾同治

人参　茯苓　蒺藜　甘菊　陈皮　半夏　枸杞　天麻钩藤

风湿中脾络

六君子汤加南星　附子

肾阴虚肝风动

熟地　苁蓉　杞子　首乌　菊花　菖蒲

痰火阻窍

羚角　胆星　竹沥　钩藤　连翘　花粉　橘红　丹皮　菖蒲

液虚风动

复脉汤去姜桂，固本汤去熟地加龟板、五味，加虎骨、苁蓉、杞子、怀膝、黄柏。

包络热邪阻窍

至宝丹　犀角　朱砂　雄黄　琥珀　玳瑁　西黄　麝香

龙脑　金箔　安息

痰火上实，清窍为蒙，下虚上实，多致颠顶之痰。

陈曰：凡中风症有肢体缓纵不收者，皆属阳明气虚，当以人参为主，附子、芪、草之类佐之。若短缩牵挛，则以逐邪为急。

朱丹溪曰：麻为气虚，木是湿痰散血。

伤风章（风能兼寒，寒不兼风）

伤风元气本素虚，乘虚而入风邪居。鼻塞身重头亦病，恶风发热汗有余。脉来浮缓且无力，参苏饮服旋当祛。咳嗽去参加桑杏，内有痰热芩连进。痰吐如胶旋覆花，胸满痰多贝蒌顺。冬间自汗桂枝添，若还无汗麻黄令。伤食麦芽曲朴须，中酒乌梅蔻仁定。头痛芎卷不可无，气喘杏苏亦莫剩。

风伤卫

苏梗　豆豉　杏仁　川朴　桔梗　连翘　木通　滑石

体虚感风

参归桂枝汤加陈皮

中寒章（太阳脉行由背抵腰，外来风寒先伤阳经，经气逆斯病发）

中寒伤寒症非一，伤则渐深中直入。初起怖冷四肢寒，无热不渴身战栗。脉来无力又沉迟，加味理中汤有益。参甘白术并干姜，加桂陈皮功妙极。寒甚吴萸及川附（用童便炒），半夏茯苓吐有力。生姜煎就须冷服（伏其所主，治其所因也），无脉麝香猪胆吃。泄泻不止加芪升，姜汁三匙呕吐入。舌卷囊缩指甲青，脉绝蒸脐法当习（用麝香、半夏、皂角为末，纳入脐中，生姜一片贴脐上，放大艾丸于上灸之）。

寒邪客肺

苏梗　桔梗　杏仁　连翘　川朴　枳壳　豆豉　橘红
桑皮

风寒伤卫

桂枝汤加杏仁

寒邪兼湿

淡豆豉　苏梗　杏仁　防己　茯苓皮　木通　川朴

寒客太阳，膀胱经气逆

五苓散

劳倦阳虚感寒

杏仁　茯苓皮　生姜　川朴　川桂枝　广皮

暑病章（暑与湿为熏蒸黏腻之邪，治不中窍，
　　暑热从阳上蒸而伤阴化燥。湿邪从阴下沉
　　　　而伤阳变浊，六气伤人因人而化）

夏月盛暑气注人，令人病热生暑症。总由阴虚挟痰火，脉

虚身热症可认。腹痛泄泻兼呕吐，恶心头晕冒暑病。伤暑身热兼头痛，身如针刺躁难静。中暑寒热自汗多，咳嗽倦怠不知性。动而得之病属阳，加味香薷汤可定。香薷麦味茯甘陈，豆朴木瓜次第寻。川连灯心姜枣服，气虚白术与参芪。寒热柴芩为要药，呕吐藿半法尤精。泻用泽猪功最速（去麦味），渴增知粉效如神。绵绵腹痛伤水冷，干姜滑石法从心。小水不利或短赤，泽泻山栀并滑石。搐拢加羌辨暑风，胸满枳槟消食积。自汗不止用芪参，水泻木通泽有益。头痛川芎并石膏，痰闷瓜蒌及枳实（以上阳症治法）。若居凉馆喜风凉，恶寒头痛头项强。身形拘急热无汗，静而得之阴寒伤。宜用羌活与茅术，川朴干姜及藿香。柴苏等分姜三片，水煎热服号升阳。兼食神曲滑石妙，内伤冰冷用炮姜。

陈曰：六气伤人，因人而化，阴虚者火旺，邪归营分为多，阳虚者湿胜，邪伤气分为多。

暑伤气分上焦开郁

杏仁　通草　象贝　郁金　射干　石膏　半夏　山栀　豆豉　滑石　豆卷　橘皮　竹茹　苡仁　川朴　元参　香薷　犀角　芦根　丹皮　甘草　赤芍　连翘　竹沥　细生地　益元散　石菖蒲　西瓜翠

以上药皆可参用之。

何源长先生家制定中丸方，计十九味

陈香薷三两　宣木瓜二两　公丁香一两　法半夏二两　广木
香一两　紫川朴一两　白檀香一两　建泽泻二两　广藿香四两　陈
枳壳一两　紫苏叶二两　飞滑石四两　软柴胡一两　茅山术二两
山楂肉四两　川羌活一两五钱　赤茯苓二两　粉甘草二两　生葛根
二两

上药研末蜜丸，每丸重二钱，朱砂为衣，开水送服。孕妇
及血症忌之。

暑风伤肺

石膏　连翘　竹叶　杏仁　六一散　苡仁　橘红　甘草
桑皮

暑厥中恶暑热，必先伤气分，故舌发燥，口渴身痛（陈
注）

苍术白虎汤加滑石

暑热阻气，中痞不运

半夏泻心汤去干姜、甘草，加杏仁、枳实、竹心、广皮、
茯苓、知母、广藿、半夏、黄芩、白芍、山栀、川朴、麦芽、
白蔻仁，生脉四君汤，清暑益气汤。

烦劳伤暑胃虚

《金匮》麦门冬汤。如脉左关大，木瓜、麦冬、沙参、乌
梅、甘草。

暑入心营

鲜生地　元参　银花　川连　竹心　石菖蒲　丹参　连翘
犀角

暑病久延伤液

生脉散　三才汤　熟地　人参　天冬　茯苓　白芍　辰砂

暑热深入劫阴

阿胶　门冬　川连　生地　人参　乌梅

暑瘵寒热，舌白不渴，吐血

西瓜　翠竹芯　苡仁　鲜荷叶　杏仁　滑石

暑邪入厥阴（危症，消渴吐蛔，舌缩，肺气阻塞。若逆

传腔中，必致昏厥。心之下有膈膜，与脊胁周围相着，所谓腔
中也。暑病必挟湿。陈注）

川连　黄芩　干姜　人参　杨梅　川椒　白芍　枳实

暑兼血症

鲜生地、绿豆皮、通草、石膏、川贝、枇杷叶、白蔻仁、
知母、苡仁、丹皮、连翘、郁金、桑叶、元参、竹心、杏仁、
橘红、六一散、六味丸加阿胶、麦冬、沙参。

陈曰：《内经》云，病自上受者治其上，上受者以辛凉微
苦，如竹叶、杏仁、连翘、薄荷。在中者以苦辛宣通，如半夏
泻心汤法。在下者以温行，寒性质重开下，如河间桂苓甘露饮
之类，乃治三焦之大意。

暑病用苦辛味自能泄降也（陈注）

桂苓甘露饮（肉桂、云苓膏、滑石、术甘寒，水泻猪苓）

张司农集诸贤论暑病，谓入肝则麻痹，入肾为消渴。瘦人之病虑涸其阴，肥人之病虑虚其阳，胃中湿热，得燥热锢闭下痢稀水，即协热下痢。

热病之瘀热留络而为遗，毒注肠腑而为溺痢，皆属棘手。

注夏章

湿热蒸人夏日长，气虚体弱热因伤。胸中气促四肢倦，心烦食少不如常。好卧口干或泄泻，清暑益气法无忌。若还盗汗不时出，煎服可加浮小麦。便赤山栀滑石宜，口渴乌梅花粉吃。头痛川芎与石膏，嗽加杏石升苍细（用杏仁、石膏而去升麻、苍术）。木香砂仁胸不舒，泻可茯苓肉蔻益。

湿症章

东南地卑恒多湿，居民感受病非一。或涉水中雨露蒸，或过饮冷因而得。小便短赤身体重，骨肉酸麻行不疾。渐加浮肿及身黄，燥土渗湿汤可则。茯苓香附半陈皮，川朴泽猪苍白术。引用砂仁并枣姜，临服半匙盐可入（炒飞盐）。外湿寒热身肿痛，羌活防通加有力。内湿胸满兼呕吐，喘胀腹膨用枳实。川连山楂炒莸子，溺闭车前木通益。湿热发黄仗茵陈，山栀车前兼滑石。丹溪云湿得燥收，苍术为先不可却。湿从风散独羌须，湿久生热连栀吃。麻黄可用不宜多，汗甚变端恐莫测。

陈曰：湿阻上焦宜开肺气，佐淡渗通膀胱，即启上闸，开支河，导水势下行之理。《内经》云：脾窍在舌，邪滞窍必少灵致，语言欲謇，法当分利，佐辛香以默运坤阳，是太阴里症治法。

仲景云：湿家大忌发散，汗之则变痉厥。切记。

脾阳不运，湿滞中焦，宜用术朴姜半以温通之，苓泽腹皮滑石以淡渗之（陈又注）。

火症章

相火命门君火心，二火一水难相均（唯青属水，《内经》所谓一水不能胜二火）。五脏气升皆是火（气有余便是火），须知妄动炼真阴（《内经》又云：一水不胜五火也）。心火亢枉阳强病，人壮气实咸冷进。癫狂便闭承气汤，大便如常解毒应（治火热错语，呻吟不眠，烦躁脉数，干作呕恶）。实火可泻从上方，随经调治须更定。饮食劳倦身发热，元气不足内伤症。补中益气味甘温，阳虚之火功偏胜。相火炽甚以乘阴，朝凉暮热血虚成。阴中之火甘寒降，知柏四物功堪称。肾水受伤阴虚病，面红耳热浮火乘。左尺洪数无根火，龟柏六味治如神

（以上补虚火法）。胃虚过食生冷物，阳气抑过不得伸。火郁之症升散好，升阳散火用之灵。命门火衰阳脱病，面赤烦躁虚火盛。足冷脉沉阴极燥，回阳救急医中圣。六君桂附五味姜，猪胆麝香加可进。阴虚发热火旺甚，脉数无力属心肾。内伤发热乃阳虚，脉大无力脾肺分。气从左起肝之火，阴火还从脐下引。脚下热来侵腹者，斯人虚极药难问。治火之法始知凉，次而寒取效可望。寒取不效从热之，从之不效心茫茫。是徒知热以寒治，至理尚未经细详。不知火热不能退，总由真水不能长。妙法壮水以为主，壮水自克制阳光。寒而热者取之阴，阴即肾水经言彰。肾水既足心火降，火非水偶谁能当（回阳救急汤、六君加附、桂、干姜、五味子、麝香、猪胆汁）？

内伤章

饮食劳倦是内伤，或因饥饱过行房。风寒伤人名外感，辨明调治便无妨。人迎（左寸脉）紧甚手背热，寒热邪作无间歇。恶寒无汗鼻不通，此是外感症可别。内伤之症气口（右寸）洪，手心有热微恶风。寒热间作不知味，更兼气弱言语慵。内伤恶寒得暖解，外感近火寒仍攻。外感内伤相挟者，脉症并见须辨通。内伤不足急补之，外感有余得不同。或先补养或先散，先后之间无苟从。益气汤加姜枣吞，气和微寒散为精。救肾水亏酒炒柏，入心养血红花增。升麻柴胡自汗去，夜间不寐加枣仁（姜炒）。川芎蔓荆头痛用，口渴干葛斯为灵。颠顶痛时辛藁本，怔忡惊悸枣茯神（甚者用远志、柏仁、菖蒲等味）。食加麦曲山楂实，泻添泽芍与云苓。川连枳实除胸闷，有痰茹半茯为君。防己木瓜治脚弱，龙骨牡蛎疗遗精。身热羌防芎芷用（兼风寒头痛者加之），火升知母柏元参。连芩两味清内热，菊花熟地治眼疼。

伤食章

后天之本属脾胃，纳化饮食滋营卫。养生妙诀节饮食，脾胃受伤体弱意。胸腹饱闷并作酸，嗳气恶食腹痛累。甚则发热与头疼，唯身不痛伤寒异。左关平和右关紧，香砂平胃功有济。川芎枳实并藿香，水姜煎服食须忌。消肉楂果消面菔，消糯米食槟神曲。饭食神曲兼麦芽，生冷姜青（皮）瓜（蒌）果（草果）逐。鱼伤橄榄椒紫苏，稻草可将消牛肉。麝香能消蔬果积，葛梅白蔻酒伤入。挟痰半夏与生姜，挟气香砂枳壳益。挟寒苏梗葛根柴，食冷草蔻桂朴吃。伤饮须合四苓汤，呕吐临服加姜汁。茯苓泽术治脾虚，泄泻肉蔻车白术。食积郁久成湿热，芩连大黄不可缺。再入白术并泽泻，去藿砂仁与苍术。丹溪谓受饮食寒，初起温散温利适。久则成郁郁成热，热久生火温不得。宜用辛凉发表之，辛寒理中邪易辟。轻则损谷重逐滞，东垣妙论总莫忽。

陈曰：胃主纳，饮食不下，胃有病也。脾主化，饮食不消，脾有病也。

六郁章

气郁　湿郁　痰郁　火郁　血郁　食郁

滞而不通病名郁，气血痰火湿与食。丹溪制成越鞠丸（方用茅术、香附、山栀、川芎、神曲），能解诸郁有功绩。寒热头疼胸膈痛，目暗耳聋脉沉涩。气郁木香乌药加，砂薄青皮桂枝及。湿郁周身骨节痛，阴寒则发肢无力。脉来沉细茯苓芷，咳嗽气急为痰郁。手足麻木脉滑沉，痰块坚硬咯不出。须加桔梗杏仁蒌，半夏南星及海石。火郁口苦心烦甚，头痛惺惺目昏黑。小便赤色脉沉数，青黛黄连功妙极。午后发热为血郁，小便通处移不得。脉来沉涩或芤结，上下失血桃红入。嗳气作酸为食郁，胸膈饱闷面黄色。痛不思食脉沉紧，枳实砂仁加亦适。春加防风夏苦参，秋冬之令吴萸益。

陈曰：郁则气滞，气滞久则必化热，热久则津液耗而不流，升降之机失度。初伤气分，久延血分，甚则延为郁劳。用药大旨宜苦辛润宣通，不宜燥热敛涩呆补。

气病章

捍卫冲和之谓气，妄动变常火之例。《局方》燥热与辛香，以火济火有何利。生冷生气高阳言（误言也），气多是火丹溪意。随症调治辨虚实，虚者右手脉无力。言懒气短身倦怠，胸中虚满不思食。塞因塞用（《内经》有明文）六君子，补中益气亦有益。滞气实者脉洪实，忧愁忿怒因而得。胸胁胀满噎不通，吐酸恶心心郁抑。种种气滞若何医，分心气饮最相宜。通半茯苓赤芍桂，羌桑苏梗青陈皮。术香甘腹引姜枣，香附谷槟胸满施。胁痛芎柴为要药，痛居少腹吴萸移。气滞气虚合补剂，六君兼用功诚异。性急加柴热加芩，女人乌药香附利。气滞腰痛枳壳瓜（木瓜），翻胃沉香磨顺气。

痰病章

（张仲景五饮互异，其要言不烦，当以温药和之。仲景云：脉沉而弦属饮，面色鲜明属饮，饮家咳甚当治其饮，不当治咳。仲景外饮治脾，内饮治肾。《内经》云：不得卧，卧则喘甚痹塞，乃肺气之逆乱也。着枕咳呛，如上气不下，下必冲上逆，其痰饮伏于至阴之界。肾脏络病无疑。昔肥今瘦为饮）

人身怪病皆痰甚，脾胃虚弱湿不渗。湿热相蒸逆生痰，游行到处皆成病。脾气散精津液生，为气为血体丰盛。或感气郁湿热风，津液皆化为痰饮。痰随气升先治气，气升属火降火胜。实脾燥湿是良方（实脾饮用苍术、木瓜、香附、甘草、川朴、木香、腹皮、白蔻、大枣、生姜，因痰生于脾胃也），降火顺气能接命。古人总用二陈汤，随病加减如神应。有火益以栀芩连，降气苏壳苏蓉顺。头疼鼻塞是挟风，紫苏羌活防风进。面红咳喘咯不出，卒倒痰涎为痫痉。热痰青黛芩连蒌，花粉知母桔梗入。身重疲倦名挟湿，面目浮肿气喘急。脉形濡滑为湿痰，燥湿健脾苍白术。吐咯不出痰硬极，动则气喘名夹郁。右脉沉滑左手平，星蒌附（香附）贝兼海石。呕吐恶心胸痞塞，遇寒则甚滑迟脉。寒痰治用肉桂姜，益智款冬细辛吃（细辛不可轻用）。猝倒仆地不知人，角弓反张风痰立。黑卜白附半天麻，僵蚕牙皂兼竹沥。恶心呕吐口咽酸，胸膈饱闷为夹食。右关紧滑名食痰，平胃面芽楂枳实。气虚须用六君汤，贝母花粉二冬（天冬、麦冬）合。血虚须用四物汤，地芍芎归姜汁益。胁痰白芥子青皮，经络滞痰须竹沥（加姜汁）。

感寒引动宿饮上逆

干姜　桂枝　杏仁　茯苓　苡仁　五味　白芍　半夏　蛤粉　甘草

痰热内闭神昏

半夏　桔梗　郁金　橘红　菖蒲　枳实　姜汁　竹沥

木火犯中胃火

二陈汤去甘草，加丹皮、川斛、桑叶、羚角片、连翘、川朴、降香汁、白蒺藜、半夏、橘红。

湿热蒸痰

茅术　黄柏　瓜蒌　枳实　山栀　白蒺藜　黄连　半夏
川朴　橘红　莱菔　降香汁

肾虚多痰（治痰之本）

熟地　茯苓　补骨脂　车前　五味子　怀膝　远志　胡桃
肉　枸杞

宜蜜丸。

脾胃阳虚

六君子汤加木香、益智。《外台》茯苓饮（茯苓、人参、
白术、枳实、橘皮、生姜）、茯苓桂枝汤。

寒饮浊邪上冲膻中，不卧迷呆

南星　姜汁　制茯苓　菖蒲　白附　姜汁炒桂枝　炙草

中虚湿热

中焦阳气健运不息，阴浊痰涎焉有窃踞之理。二陈加人
参、石斛、苡仁、枳实、茯苓。如目黄龈血，不作实热治。

喉痒痰饮挟燥

杏仁　橘红　天花粉　象贝　茯苓　半夏曲

哮喘伏饮

小青龙汤去细辛。

气火不降

二陈汤去甘草，加瓜蒌、山栀、郁金、左金丸、枳实、竹

沥、姜汁。

胸次清阳少旋，支脉结饮

头中冷痛，筋脉掣痛，四末时冷。末即支也，《外台》茯苓饮，瓜蒌、半夏、桂枝、参、术、枳橘饮，薤白、茯苓、姜汁。

肝络久病，悬饮流入胃络，致痛不已，宜太阳阳明开阖方法

人参　甘草　煨姜　茯苓　桂枝　南枣

腑中之气开阖失司，最虑中满。夫太阳司开，阳明司阖，浊阴弥漫，通腑即是通阳。仿仲景开太阳法。

牡蛎　泽泻　干姜　防己　五味

陈曰：喻嘉言谓浊阴上加于天，非离照当空，气露焉得退避。反以地黄五味阴药附和其阴，阴霾冲逆肆空，饮邪滔天莫测，当用仲景熟地附配生姜法，扫群阴以驱饮邪，维阳气以立基本。

咳嗽章（干咳附）

咳嗽当分二病为，有声无痰咳症知。有痰无声名曰嗽，嗽属脾家湿痰欺。咳为肺经痰气盛，均为肺病总无疑。新者痰食风寒属，或泻或散易治之。久者劳火阴虚症，虽可攻补却难医。治用贝母杏紫苏，花粉桔梗及前胡。栀芩清火宽中壳

（枳壳），半夏消痰甘橘荷（薄荷）。引用生姜与灯草，饮时食后起沉疴。风痰添以星（南星）沥汁，肺实桑葶不可无（脉右浮洪有力，或气喘甚）。若还风嗽声难转，麻黄羌活防风苏。清早嗽多肺火动，天麦二冬在所用。上午嗽者胃火伏，知母石膏病自中。下午嗽多属血虚，四物补阴二冬共。阿胶五味款冬花，元参北沙皆可奉。春嗽柴芎芍加入，夏宜清火麦冬得。秋用桑防冬解表，麻防桂半干姜吃。呕吐痰涎无声者，二陈平胃治之适。再增术枳亦多功，姜汁加引不可忽。

寒

桂枝　杏仁　苏梗　桑叶　桑皮　甘草　苡仁　生姜象贝

寒包热

麻杏石甘汤

风

杏仁　薄荷　橘红　苏梗　前胡　桑皮　桔梗　象贝

风温化燥

玉竹　沙参　桑叶　花粉　山栀　橘红　贝母　杏仁　甘草　芦根　梨肉

暑不宜重发散

香薷　花粉　杏仁　贝母　麦冬　鲜竹叶　沙参　滑石橘红　甘草　山栀　六一散

温化燥伤胃阴

玉竹　沙参　甘草　梨汁　桑叶　扁豆　蔗浆　麦门冬汤（麦冬　半夏　人参　甘草　大枣　粳米）

胆火犯肺（解木郁之火）

羚羊片　连翘　薄荷　瓜蒌　苦丁茶　山栀　杏仁　菊叶

郁火伤胃（益土泄木）

玉竹　桑叶　茯苓　白芍　枣子　甘草　沙参　丹皮　扁豆

肾胃阴兼虚（摄纳下焦，纯甘清燥）

熟地　五味　怀膝　茯苓　山药　车前　胡桃　莲子　黄芪　沙参　麦冬　扁豆　甘草　柿霜　枣子

营热

生地　元参　竹叶　麦冬　百合　甘草

中气虚

归芪建中汤、异功散

劳嗽（金木同治）

熟地　扁豆　麦冬　六味丸　沙参　川斛　茯神　异功散加燕窝　都气丸加青铅

劳倦阳虚（左咳甚木乘金也）

干姜　桂枝　枣子　五味　茯苓　甘草

胃嗽呕痰（当用甘药）

沙参　麦冬　南枣子　扁豆　茯神　糯稻根　有伏邪：麻黄　石膏　杏仁　甘草　半夏　小半夏汤（半夏　生姜　加姜汁）

肝犯肺胃（气左升吞酸）

丹皮　钩藤　半夏　桑叶　茯苓　陈皮　小青龙汤去麻黄、细辛、甘草，加石膏安胃丸

肝风巅胀（宜和阳息风）

牡蛎　阿胶　淡菜　青黛　左升太过：阿胶　女贞子　鸡子黄　木反刑金：生地　天门冬　糯稻根

胁痛

旋覆花汤加桃仁、柏仁

寒热右胁痛

芦根　苡仁　白蔻仁　杏仁　枣子　枇杷叶

大肠嗽（必便溏畏风）

白术　木瓜　赤石脂　炙草　枣子　茯苓　白芍　禹余粮姜汁

陈曰：木扣金鸣，清金制木，暑与风寒热兼症，理肺治胃为主。风用辛平，寒用辛温，土虚不生金，用甘凉、甘温二物，合乎阳土阴上。

干　咳（治法与前咳嗽门可参看）

干咳日久用滋阴，内热无痰最害人。四物汤堪为主剂，再

加知柏及元参。灯心甘草和诸药，桔梗天花火用芩。茯苓贝母消痰用，天麦款桑润燥增。血见丹皮北沙苑，肺伤白及参芪吞。酸收诃味泻桑壳，辛散姜防用有灵。面红吐血火炎上，童便藕汁效如神。

喘病章（喘病之因，在肺为实，在肾为虚）

肺最清高无窒塞，一有邪干便喘急。内因痰火外风寒，六脉浮洪更有力。是为实症五虎汤，半辛甘石及麻黄。桑皮杏壳姜葱益，随症加减无成方。若有痰升痰喘症，茯苓香附南星石。乍进乍退名火喘，麦冬苏味栀芩益。食因作喘食积因，曲芽腹实楂同进。大便燥结不能通，苏子元明大黄胜。何者乃为正气虚，过劳则发似邪欺。吸入气知脉无力，补中益气汤堪施。黄芩山栀兼火用，茯苓半夏挟痰宜。

肺郁水气不降

麻黄　苡仁　杏仁　甘草　干姜　茯苓　人参　半夏　五味　葶苈　桑皮　川朴　猪苓　泽泻　木通　腹皮　小青龙汤去桂芍，加人参、杏仁，此彻饮以就太阳也。

乙肝升饮邪上逆

越婢汤　麻黄　石膏　甘草　生姜　大枣　旋覆花汤

肾气不纳

熟地　阿胶　黄肉　茯苓　龟板　附子　怀膝　远志　五

味　慈石　秋石　山药　黄芪　淡菜　胡桃　杞子　青盐　人参　白术　海参　芡实　莲子　青铅　蛤蚧　补骨脂　八味丸　生姜汁　车前　炙草

精伤者填以浓厚之剂兼镇摄

肾气丸加沉香，都气丸入青铅。

中气虚（此中虚气馁，土不生金也）

人参建中汤去姜

胃虚

黄精　茯苓　胡麻　甘草

肾阳虚浊阴上逆

人参　干姜　泽泻　附子　茯苓　猪苓

陈曰：丹溪有外感之喘治肺，内伤之喘治肾。以肺主出气，肾主纳气耳。先喘而后胀治肺，先胀而后喘治脾。肺宜辛则通，微苦则降，直入中下，非治肺之方法。

哮病章（此症初感外邪，失于表散，邪伏于里，

　　　留于肺，时发时止，淹缠岁月。更有痰哮、

　　　咸哮、醋哮、过食生冷及幼稚之童天哮诸症）

喉中为甚水鸡声，哮症原来痰病侵。若得吐痰并发散，远离厚味药方灵。定喘之汤可参用，化痰为主治须明。

定喘汤：白果　黄芩　苏子　半夏　款冬花　麻黄　杏仁

甘草　桑皮

寒

桂枝　制麻黄　茯苓　五味　橘红　川朴　干姜　白芥子
杏仁　甘草　半夏

小青龙汤亦可参用

病举发

葶苈大枣汤

养正

肾气丸去肉桂、牛膝

哮兼痰饮

真武丸、小青龙汤去麻黄、细辛，加赤砂糖、炒石膏。

气虚

四君子汤增减

陈曰：治以温通肺脏，下摄肾真为主。又必补益中气。其
辛散苦寒、豁痰破气之药俱非所宜，忌用金石药，记之。

疟病章（古人论疟不离乎肝胆，亦犹咳不离乎肺也）

寒热往来名曰疟，正气与邪相击搏。风寒暑湿食与痰，亦
有阴虚兼气弱。阳分日发邪气轻，阴分深兮间日作。在气早临
（气分）血晏临（血分），于阳为热寒为阴。并则寒热离则止
（暑气邪气与营卫并行则疟作，离则疟止），营卫邪气交相争。

邪不胜正到时早（邪达于阳病退），正不胜邪移晚行（邪陷于阴，病进）。总因感邪汗不泄，汗闭不泄痰郁成。痰郁不散发寒热，要看受病久与新。新疟宜泄宜发散，久疟补气和滋阴。无痰无食不成疟，初起饮服清脾灵。自汗去半加知料，无汗加苍干葛吞。多热黄芩知母进，多寒薄桂胥堪增。头痛川芎羌芷要，烦渴不眠粉葛凭。夏月香薷白扁豆，冬天无汗麻黄应。若既日久精神倦，六脉细微出盗汗。滋阴鳖甲归芍佳，补气参芪泅称善。清脾饮除果厚朴，姜枣加之病渐痊。又生疟母左胁间，令人多汗胁痛连。治宜消导用何药，鳖甲棱蓬附四般。醋煎停匀加海粉，桃青芽曲红花兼。为末和丸日三服，块当化散不为艰。

暑热宜专理上焦肺脏清气

桂枝白虎汤　天水散

湿邪宜治脾胃中焦阳气

藿香正气散　二陈汤去甘草，加杏仁、白蔻、生姜。

足太阳脾虚，面浮胀满

通补用理中汤（人参　白术　甘草　干姜），开腑用五苓散（术　桂　茯　猪　泽）。

足少阴肾痿弱成劳，宜滋阴温养

复脉汤（人参　炙草　桂枝　麻仁　生地　阿胶　麦冬　生姜　大枣）

足厥阴肝厥逆吐蛔及邪结疟母

乌梅丸　鳖甲煎丸（鳖甲　黄芩　鼠妇　大黄　桂枝　石苇　乌扇　柴胡　干姜　芍药　葶苈　川朴　丹皮　瞿麦　紫葳　半夏　人参　阿胶　䗪虫　蜂窠　赤硝　蜣螂　桃仁　清酒　煅灶下灰）

又瘅疟，但热不寒（宜甘寒生津，重后天胃气，治在肺经）

生地　元参　花粉　薄荷　蔗汁　西瓜翠　麦冬　知母　杏仁　贝母梨汁　鲜竹叶

脾胃阳虚，腹胀，舌白不喜饮

於术　人参　半夏　茯苓　生姜　厚朴　知母　杏仁草果

阴虚热伏血分

熟地　白芍　五味　山药　茯苓　芡实　莲子　鳖甲　知母　草果　生地　桃仁　花粉　青蒿　首乌　丹皮　龟板　泽泻　炙草　桑叶　天冬六味丸　清骨散（银柴胡　胡黄连　秦艽　地骨皮　鳖甲　苏青蒿　知母　粉甘草）

暑热拒格三焦，呕逆不纳

宗半夏泻心法　半夏　黄芩　炙草　大枣　川连　人参干姜

胃虚呕逆

旋覆代赭汤

热结痞结

半夏　人参　茯苓　川连　枳实　姜汁

疟兼热痢

人参　干姜　广皮　归身　枳实　川连　银花　黄芩　白
芍　山楂

心经疟热，多神昏谵语，舌边赤，心黄，防痉厥

犀角　元参　竹叶　连翘　麦冬　银花　救逆汤（桂枝
炙草　干姜　枣子　蜀膝　龙骨　牡蛎），此方去干姜加白芍
可参用。

心经疟久动及其营，必烦渴见红，宜滋阴法。

肺经疟久伤及其津，必胃闭肺痹，宜清降法。

陈曰：疟发久邪必入络，络属血分，汗下两者未能逐邪。
仲景制鳖甲煎丸治络聚血邪，久则血下，温疟例忌足六经药，
如柴葛之类，用桂枝白虎汤主之。古称三阴大疟，以肝脾肾三
脏之见证为要领。阳疟之后养胃阴，阴疟之后理脾阳主之。太
阳经行身之背，疟发背冷不由四肢，是少阴之阳不营太阳。

霍乱章

霍乱之症起仓猝，外因所感内因积。胃中停蓄难运消，吐
泻交作腹痛极。上焦但吐而不泻，下焦但泻无此逆。中焦吐泻

两兼之，偏阴多寒偏阳热。因风怕风有汗沾，因寒怕寒无汗焉。因暑烦热并躁闷，因温倦怠身不便。因食胸肺自饱胀，治用藿香正气堪。红花木瓜转筋用，食伤曲麦（芽）山楂添。腹痛须加炒白芍，寒宜肉桂炮姜权。枳实青皮心下痞，柴胡干葛寒热缠。小便不利猪苓泽（泻），中暑发热连需传。手足厥冷脉将绝，盐纳脐中烧艾烟。火灸人醒后施药，细将寒热阴阳参。又有一种干霍乱，腹痛欲死病势悍。不吐不泻绞肠痧，盐水吐之神妙案。但得吐泻病无妨，米饮热汤切莫劝。

藿香正气散

广藿　白芷　茯苓　陈皮　夏曲　紫苏　腹皮　白术　川朴　桔梗　甘草　生姜　枣子

清脾饮

白术　青皮　甘草　草果　茯苓　黄芩　川朴　柴胡　半夏　生姜

泄泻章 （古称注下症）

泄泻之原分六说，虚湿寒痰食与热。五泄之名（湿多成五泄）《内经》传（溏泄痢洞滑也），三虚之旨先贤诀。饮食伤脾虚不化，色欲伤肾肾虚极。肾虚自不能容藏，忿怒伤肝木土克（肝虚则木来克土）。健脾利水是主方，燥湿升提不可缺。芍陈曲朴木香车，二苓木通泻二术（苍白二术）。肠鸣腹痛属火明，方中益以栀连芩。腹不痛者是属湿，苍白术半加茵陈。完谷不化属虚意，术扁山药砂仁参。或泻不泻或多少，属痰半夏天南星。痛甚而泻泻痛止，属食枳实山楂增。泻不甚而腹微痛，是为寒泻香砂仁。新泻宜泻宜消食，久泻升提温补益。泄久下陷亦用升，升麻柴胡更有力。肾虚送下四神丸，防风羌活兼风入。虚泄久泄古有方，黄土一匙冲服食。

暑湿热

胃苓汤，即平胃散合五苓汤，益气汤。白蔻　桔梗　郁金　橘皮　藿香　杏仁　川朴　降香　茯苓　猪苓　广皮　寒水石　泽泻　滑石　木瓜　檀香汁

香砂异功散，即六君子去半夏加木香、砂仁。

四苓散，即五苓去桂，可加椒目、益智、川朴、橘白、黄连、石膏、扁豆、甘草、神曲、吴萸、砂仁、山楂、麦芽、丝瓜叶；资生丸。

湿热

人参　柴胡　羌活　山楂　防风　川朴　茯苓　茵陈　苡仁　麦芽　川连　白芍　益智　茅术　黄芩　广皮　川柏　升麻　甘草　泽泻　半夏　猪苓　六曲　藿香　白蒺藜　五苓散　四苓散　小温中丸去川芎

中暑必头胀喜冷饮，咳呕，心中胀，舌白兼泻。

柴　朴　半夏　石膏　黄芩　杏仁　橘皮

中伤湿滞

胃苓汤加桂木、生姜。四君子加炮姜、肉桂。

寒湿中宜运通，下宜分利

柴朴　藿梗　益智　木香　木瓜　广皮　扁豆　炮姜　砂仁　茅术　吴萸　肉果　白术　腹皮　四苓散　真武汤（术苓芍附姜）

肝犯胃，消渴吐清涎，腹痛

川连　黄芩　乌梅　白芍　干姜　荷叶　厚朴　猪苓　椒目　泽泻　木瓜　桑叶　延胡　桂木　甘草　半夏　广皮　米仁　石脂　枣仁　人参　川楝　异功散加木瓜亦可参用

胆郁伤脾

柴胡　白芍　青皮　黄芩　桑叶　丹皮

脾胃阳虚

干姜　白芍　煨升麻　益智仁　广皮　当归　泽泻　胡芦巴　煨葛根　木瓜　炮姜　川朴　谷芽　半夏　香附四君子汤

晨泄用治中汤

人参　甘草　青皮　白术　干姜　陈皮

飧泄用四神丸

吴萸　肉豆蔻　五味　补骨脂

四神丸加法青皮、沙苑子、杜仲、当归、木瓜、小茴香；理中汤加法五味、赤石脂、枸杞、胡芦巴；胃苓汤（茅术

陈皮　白术　茯苓　泽泻　川朴　甘草　肉桂　猪苓）；桂苓术甘汤加法鹿角、煨姜、南枣；禹粮石脂丸加法枸杞。

中虚腹痛

炙草　白芍　炼饴糖　南枣　茯苓

食伤

人参　炙草　谷芽　葛根　广皮　荷蒂

陈曰：脾阳微，中焦聚湿则少运，肾阴衰，回摄失司为瘕泄。是中宜旋则运，下宜封乃藏。肾阳自下炎蒸，脾阳始得变运。王氏以食下不化为无阳，陈参曰：热胜湿蒸，气伤人倦，阴茎囊肿，是湿热甚而下坠入府，与方书茎窍症有间。足肿是阳微湿聚，治胃必佐泄肝，制其胜也。仲景云：脉弦为胃，减大则病进。脾脏宜补则健，胃腑宜疏乃清。脾宜升，胃宜降，苦寒必佐风药，是李东垣之旨。久泄必伤肾，八味承气乃从阴引阳。水泻少腹胀满，少腹为厥阴肝经，肝失疏泄，当以五苓利水导湿，仿古人急开支河之喻。

何书田曰：少阳为三阳之枢，相火寄焉。风火煽胃而腐熟五谷，少阴为三阴之枢，龙火寓焉。熏蒸脏腑而转输糟粕，胃之纳，脾之输，皆火之运也。然非雷藏龙驯，何能无燥无湿无冒？明燎上之患，必土奠水安，斯不泛不滥，无清气在下之患。故曰：五泄之治平，水火者，清其源崇，堤土者，塞其流耳。

痢疾章（古称滞下，乃湿热气薄肠胃。

河间、丹溪佥用清热导法。六腑属阳，以通为用，

五脏皆阴，藏蓄为本。先泻后痢，脾传肾则逆，

即土克水意。由伏邪垢滞从中不清，因而下注矣）

痢疾原来下血脓，里急后重腹痛攻。总因食积兼气滞，青黄赤白黑不同。白自大肠来气伤，赤是血伤小肠中。气血俱伤兼赤白，食积为黄是真的。白脓结腻是属痰，黑者须知死血色。诸痢下迫皆属火，勿妄以白为寒则。后重滞应调气舒，清血便脓应自除。通滞之汤条芩利，木通苏梗（炮）姜槟俱。热用黄连痛煨木，胸中不宽砂壳须。小便短则车前滑，后重将军不可无。头疼身热风邪痢，葛羌苍术防风驱。恶心作酸食积痢，麦芽曲实山楂配。内伤痢疾小腹疼，桃红紫黑血能治。身不热而腹不疼，大孔迫甚黄水利。此为气郁用升麻，更有柴防不可弃。噤口烦热腹痛加，水谷入胃即吐地。胃热石莲参（陈仓）米宜，酒积葛梅白蔻济。天行疫疾老幼传，合用散毒无他剂。夏月香薷扁豆增，银花肠澼血能清。诸痢日久须豆芍，补脾山药术云苓。下陷升柴亦必用，日久气虚黄芪参。红久血虚归芍进，血痢不止阿胶应。荆芥蒲黄同炒黑，姜炭加之少许吞。若还不停血余益，痢久之人虚极明。四君四物可兼用，脉迟肉蔻炮姜灵。

暑湿热成痢（用药方法与泄泻依稀）

厥阴伏热，先厥防痉。

川连　黄芩　丹皮　白芍　陈皮　女贞子　川柏　银花
炮姜　阿胶　茯苓　炒生地　滑石　甘草　北秦皮　枳实　谷
芽　白头翁

协热痢

白头翁汤（白头翁　黄连　加黄芩　北秦皮　黄柏）白
芍　茯苓　川朴　陈皮　山楂　益元散　木香　银花　扁豆
泽泻

脾营虚寒，脉沉微，不渴，舌白

归身　白芍　肉桂　炮姜　益智仁　青皮　炙草　楂肉
茯苓

血痢（血水有红有紫，纯血难治）

茅术　川朴　炒樗皮　肉果　槐米　归身　银花　山楂
炒地榆　广皮　炙草　白芍　人参　肉桂　羌活　白术　煨姜
南枣　六味丸　山楂　猪苓　黄芩　制军　加法延胡　川连
黄柏

阳虚下痢（治以温药通之）

胃苓汤加炮姜　益智　青皮　赤石脂　粳米　公丁香　六
君子汤加肉桂

阳明不阖（堵截阳明法，变胀主为末传，脉见弦动，是

无胃也)

人参　赤石脂　粳米　炮姜

脾肾兼虚

人参　覆盆子　补骨脂　巴戟天　熟地　茯苓　菟丝子
禹余粮　赤石脂　莲肉　黄肉　山药　淡苁蓉　芡实　炮姜
木瓜　五味

痢伤阴液

复脉汤去桂枝　麻仁　熟地　归身　麦芽　茯苓　炙草
炙升麻　山药　乌梅　白芍　生地　阿胶　防风根　木瓜　丹
皮　楂肉　山栀　泽泻粉　猪苓

虚气下陷（陷者举之）

人参　炙草　归身　防风　荷叶　西芪　广皮　白芍
升麻

久痢伤肾，下焦不摄

人参　菟丝　补骨脂　熟地炭　五味　鹿茸　茯苓　赤石
脂　春砂仁　山楂　当归　白术　沙苑子　杜仲　附子　淡苁
蓉　苓姜术桂汤　济生肾气汤　黑地黄丸（苍术　熟地　五
味干姜）

噤口痢

川连　人参　草决明　山楂　熟地　黄芩　白芍　木香汁
银花　干姜　阿胶　白头翁汤亦用

疟变痢

柴胡　人参　白芍　焦楂　甘草　吴萸　黄芩　当归　丹皮　茯苓　乌梅　香附　附子　肉桂　秦皮　牡蛎　复脉汤　泻心汤　救逆汤去干姜

肠风（兼血痢无积泄之声）

赤石脂丸　四苓汤加滑石、桂心，此分消其湿　生地炭炒　萸肉　炒归身　炒枸杞　川断肉　五味子

噤口日久，圊次多

四君子汤加扁豆、苡仁、桔梗、砂仁、炮姜炭、肉果，为散，香粳米饮调服之　石莲　葛根　青皮　乌梅

早晨痢重

肾气丸　炒焦蔌　干地黄　山萸肉　山药　丹皮　茯苓　福泽泻　附子　桂枝

午时痢重

参苓白术散（人参　茯苓　白术　甘草　山药　扁豆　苡仁　建莲　砂仁　桔梗　陈皮）

陈曰：酒客湿滞，肠中久痢，非风药之辛佐苦味入肠，何能胜湿逐热？久病饮食不减，是肠中病也。参曰：痢久阴液消亡，无以上承，必唇燥舌干，肛坠胀。阴液涸则小便不通，胃气逆则厌食欲呕。此皆痢之疑症也。久痢久泻为肾病。

热病阴涸，急救其阴，胃关得苏方妙，否则犯喻嘉言所指

客邪内陷，液枯致危之戒。宜用甘酸化阴法。脉右搏大，乃痢疾所大忌，脾阳动则冀运行，健痢自瘳。

痢日久则望脏腑自复，非助以提补不可。

痢而口渴者属太阴，呃忒之来由乎胃少纳谷，致逆则土败之势也。

呃逆章

俗称打呃名呃逆，胃火上冲肝火翼。肺金之气下降难，和胃清金肝自抑。橘皮竹茹丁蒂汤，丁柿橘皮竹茹吃（丁陈辛温，运中气之痞塞，茹蒂苦寒，治下焦之逆气）。饮食太过储胸膛，曲芽枳实和槟榔。痰涎塞壅脉来滑，木香苓夏应同尝。水停心下汩汩声，白术泽泻猪云苓。发热烦渴脉来数，石膏知母柴胡芩。滞气盈兮胸腹满，砂夏木香此其选。胃中虚冷脉来迟，附术干姜官桂暖。脉形无力气甚虚，六君子汤妙自如。沉香磨用治诸呃，姜汁和蜜全消除。

胃虚，虚阳上逆

仲景橘皮竹茹汤（橘皮　竹茹　人参　甘草　南枣　生姜）

肺气郁痹

郁金　枇杷叶　豆豉　射干　川贝母　通草

此开上焦之痹，理阳驱阴，从中治法，与下阳虚、浊阴上逆一门同参看。

阳虚浊阴上逆

人参　附子　丁香皮　柿蒂　茯苓　干姜　川椒　代赭石　乌梅　半夏　粳米

脾肾两寒阳气竭

木香流气饮煎　当归　炙草　干姜　或加肉桂　虚寒加丁香　理中汤加丁香　肉桂　附子　肉果霜　炙草　枳实　大黄

食滞呃

六和中饮加木香、干姜。

陈参曰：肝肾阴虚，气从脐下冲起，此相火上炎，挟其冲气，用大补阴丸峻补真阴，承制相火。此丹溪法（黄柏　熟地　猪脊髓　知母　龟板）。

阴火上冲而吸气不能入胃，脉反逆，阴中伏阳，即为呃。用滋肾丸以泻阴中伏热，此东垣法（黄柏　知母　肉桂）。

又曰：凡人之心胸背部须藉在上清阳舒展，乃能旷达。

《医学妙谛》卷上终

医学妙谛 卷中

斟山何其伟书田纂

嘉定陈松墨荪参

绍兴裘吉生校勘

杂　症

痞块积聚章

　　满而不痛谓之痞，满而痛者即是结。结者积聚有余因，痞者中气不足致。一消一补诚分明，脾气素虚者自异。补则积滞邪愈深，消则土伤虚愈至。消补相兼养正宜，枳实之丸为主治。不动为癥动为瘕，瘕假癥真有妙义。右胁食块蘸曲草（草果），左胁血块芎桃桂。痰块在中海石须，瓜蒌白茯槟榔备。壮健亦用青棱蓬，瘦弱参芪少许配。香砂青陈可共加，苏梗当归姜枣类。妇人有块俱死血，莫将痰食为疑似。

痰热内闭

豆豉　山栀　枳壳　菖蒲　杏仁　半夏　郁金　瓜蒌　川连　白金丸　白矾

热邪里结

枳实　白芍　橘皮　乌梅　杏仁

泻心汤有三：生姜、干姜、半夏、人参、甘草、黄芩、川连、大枣。人参、甘草、干姜、半夏、大枣、黄连、黄芩、人参。半夏、黄芩、黄连、人参、甘草、干姜、大枣。

热邪入厥阴（吐蛔消温）

泻心汤去人参、甘草，加枳实、白芍。

气闭化热

瓜蒌　钩藤　白蔻　郁金　橘皮　白蒺藜　山栀　苏梗桑叶　杏仁　麻仁　绿豆壳

暑邪阻气

竹茹　黄芩　知母　桔梗　麻仁　郁金　半夏　滑石　枳壳　保和丸（神曲　山楂　半夏　连翘　广皮　卜子　茯苓）

湿阻热分

半夏　茯苓　杏仁　橘皮　乌药　广藿　良姜　郁金白蔻

中阳不运

桂枝　藿香　干姜　半夏　厚朴　茯苓　草果　附子　广皮

胃寒滞涎

吴萸　干姜　川楝子　半夏　茯苓　广陈皮

胸次清阳不运

宗仲景转旋胸次之阳，苓桂术甘汤。

寒热客邪互结

姜炒川连　半夏　黄芩　淡干姜　枳实

陈曰：古人治痞不外以苦为泄，辛甘为散二法。外感如仲景泻心汤，内伤如仲景苓桂甘姜法。上焦不舒，枳桔杏蒌开降，栀豉除热化腐，疏畅清阳之气法。古人有形至无形，妙论也。

木犯土虚中挟滞

川朴　茯苓　白芍　广皮　益智　丁香　人参　半夏　川楝　吴萸　姜汁　牡蛎

湿热食滞

茅术　广皮　白芍　莱菔子　白术　黄芩　枳壳　鸡内金

痰凝脉络（右胁有形高突，按之不痛）

白芥子　瓜蒌　蛤粉　山栀　广郁金　橘红　姜皮　半夏

血络凝痹

归须　木通　益母草　蜣螂　䗪虫　香附　延胡　小青皮

韭白　郁金　川朴　枳壳　芜蔚子　川芎　橘核　单桃仁

陈曰：积为血伤入络，必仗蠕动之物以搜逐病根。初为气结在经，久则血伤入络。经络系于脏腑外廓，仲景于劳伤血痹通络方法每取虫蚁飞走诸灵，伏梁病亦在络也。

积为阴邪聚络，大旨当以辛温入血络治之。盖所以容此阴邪者，必无阳动之气以旋运之，而必有阴静之血以倚仗之。故必仗体阴用阳之品，方能入阴出阳，以施其辛散温通之妙。

张景岳云：心之积名伏梁，起脐上，大如臂，上至心下，令人烦闷。脾之积曰痞气，在胃脘，覆大如盘，令人黄疸。肺之积曰息贲，在右胁下，覆大如杯，令人洒淅寒热，喘咳肺壅。肝之积曰肥气，在左胁下，如覆杯，有头足，令人发咳。肾之积曰奔豚，发于少腹，上至心下，若豚，或攻上攻下无时，令人喘逆，骨蒸少气。阴气所积曰积，阳气所聚曰聚。积者五脏所生，聚者是六腑所生也。

呕吐恶心章

胃司纳食，主乎通降。其何以不降而反上逆？呕吐者多由肝气冲逆，阻胃之降而然也。故《灵枢·经脉》篇云：足厥阴所生病者，胸满呕逆。况五行生克，木动必犯土，胃病治肝，隔一之治也。凡呕吐青黑，必系胃底肠中逆泻而出。

干呕（即哕）有声吐有物，声物兼有吐斯实。吐轻呕重干呕凶，呕乃渐出吐频出。不呕不吐为恶心，总是胃虚不能食。胃中有火膈有痰，降火调气治痰适。平胃散可加减投，橘半竹茹汤亦得。烦渴脉若洪数来，黄芩竹茹山栀该。吐水冷涩沉迟脉，干姜肉桂吴萸偕。呕吐痰沫脉洪滑，南星苓术门冬裁。水停心下声汩汩，茯苓泽泻猪苓入。饱闷作酸暖气升，食伤麦曲槟榔及。及病不食脉细微，茯苓人参与白术。酒伤白蔻泻葛（花）添，伤风合用紫苏葛（根）。

痰饮呕吐都是浊阴所化，阳气不振，势必再炽。仲景以温药和之。

肝犯胃

温胆汤（陈皮　半夏　茯苓　甘草　枳实　竹茹）合左金丸（川连　吴萸）　安胃丸　旋覆代赭石汤（旋覆花　代赭石　人参　半夏　甘草　生姜　大枣）

厥阴浊逆（治法同上）

胃阳虚浊阴上逆

白术　川朴　益智　半夏　茯苓　姜汁　苓姜术桂汤加川朴　川椒　黄连　附子　粳米

中阳虚

人参　附子　半夏　砂仁　干姜　白术　炙草　茯苓　川椒　大枣

阳虚吸受秽浊气

人参　木香　广藿　川朴　广皮　丁香　茯苓　煨姜　砂仁　肉果　益智

肝肾虚，冲脉气动

苁蓉　上肉桂　沙蒺藜　茯苓　杞子　鹿角霜　当归身

呕伤胃中，邪热劫津

温胆汤去甘草加山栀、豆豉、姜汁。

邪热内结

半夏泻心汤去姜枣，加枳实、山栀、杏仁、姜汁。

暑减内结（治法同上）

肝火刑金

桑皮　丹皮　苏子　山栀　枇杷叶　郁金　瓜蒌　橘红　杏仁　竹沥　沙参　麦冬　豆豉

温热结于厥阴（身热肢冷，神昏呕吐，厥逆险症）

川连　半夏　干姜　山楂　滑石　石菖蒲　黄芩　枳实　广皮　竹心　连翘　绿豆皮

痰涎呃逆，续呕黑汁倾囊（危症，此由胃底肠中涸渣而出）

真西甘草四两，熬浓服之，呃停呕止可救。

吐蛔（蛔与蚘通。古人以狐惑虫厥都是胃虚少谷之故，仲景之蛔虫厥都从惊恐得之）

延胡　芦荟　吴萸　枳实　茯苓　人参　细辛　红枣　安

胃丸　半夏泻心汤　理中汤加瓜蒌、香附、川椒　旋覆代赭汤加白芍、附子

噎膈反胃章（经云：三阳结谓之膈。一阳发病，其传为膈。丹溪谓噎应反胃，多由气血两虚而成。噎膈多由喜、怒、悲、忧、恐五志过枉，或纵情嗜欲，恣意酒食，致伤气内结，阴血内枯而成。治当调养心脾，以舒结气，填精益血，以滋枯燥）

反胃乃胃中无阳，不能容受食物，命门火衰不能熏蒸脾土，以致朝食暮吐，暮食朝吐。治宜益火之源以消阴翳，补土通阳以温脾胃。

噎膈之症多因火，熏蒸津液成痰阻。七情妄动五脏伤，阴血渐槁无生所。咽喉通塞不能食，病起贲门上焦膈。中膈饮食得水入，食下半日又吐出。下膈饮食如平人，朝食暮吐浑无力。治主加味二陈汤，韭汁牛乳服之适。血虚四物气四君（子汤），痰饮沥贝瓜蒌应。瘀血归尾桃韭汁，气急槟术沉香吞。便结大黄合四物，桃仁苏子蒌麻仁。反胃为轻噎膈重，三阳热结精血空。薄味勤药静养之，香草之品切忌用。

陈曰：按经云味过辛热，肝阳有余，肺津胃液皆夺为上燥，阳气结于上，阴气衰于下，为关格。

附子泻心汤

附子　黄芩　川连　大黄　大半夏汤（半夏　人参　白蜜）加黄连、姜汁进退　黄连汤（人参　川连　桂枝　枳实　竹沥　枇杷叶　杏仁　干姜　茯苓　半夏　姜汁）

肝阴伤胃汁枯

陈参曰：酸甘济阴，胃属阳土，宜凉宜润。肝为刚脏，用柔则和，酸甘两济其阴。

人参　乌梅　生地　阿胶　杏仁　玉竹　川贝　天冬　麦冬　白芍　胡麻　梨汁　柿霜

烦劳阳亢，肝胃津液枯

清燥救肺汤　生地　麦冬　黑芝麻　杏仁　柏仁　白苏子　松子

为汁，熬膏，末，丹溪法。

胃阳虚

陈参曰：胃气下行为顺。积劳伤阳，治宜通补清利，苦降辛通，利痰清膈。

大半夏汤　半夏　人参　白蜜　《外台》茯苓饮　贝前　吴萸理中汤，即理中汤加吴萸　益智　新会　瓜蒌　杏仁　竹茹　茯苓　附子　枳实　豆豉　粳米　竹沥　姜汁　川连　郁金　丁香皮

忧郁痰阻

川连　茯苓　半夏　杏仁　橘皮　瓜蒌　姜汁　竹沥　桔

梗　枳实

肝郁气逆（并通厥阴阳明）

半夏　茯苓　姜汁　杏仁　橘皮　竹沥

液亏气滞

半夏　枳实　枇杷叶　茯苓　竹沥

肺胃气不降

陈曰：轻剂清降，苦辛寒开肺。

杏仁　郁金　瓜蒌　枇杷叶　山栀　豆豉

酒热郁伤肺胃

川连　枳实　豆豉　紫菀　桃仁　白苏子　半夏　杏仁
郁金　茯苓　姜汁　枇杷叶

阳衰脘痹血瘀

桃仁　红花　延胡　半夏　郁金　蒌仁　橘皮　人参　茯
苓　益智　归身　姜汁　制军　枳实　川连　韭白汁

吞酸吐酸章

饮食入胃脾不逆，湿热相蒸为酸病。吐出酸水名吐酸，吐
不出口吞酸认。此而不药渐恶心，反胃噎膈日渐进。吐因津液
气随升，郁积已久湿热甚。乃从火化（木火也）遂作酸，病
属于热分明应。吞应积热在内藏，酸水酿成寒束定。外寒束之
难外行，心胃之间作酸甚。二陈（汤）越鞠（丸）主治之，

寒用吴萸热连进。再戒忿怒以平肝，滋味薄时胃清净。

水肿章（肿本乎水，胀由乎气。水分阴阳，外来者为有余，即为阳水，其或因大病后脾肺虚弱，不能通调水道。或因心火克金，肺不能生肾水，致小便不利。或因肾经阴亏，虚火烁肺金而溺少，误用行气分利之剂，致喘急痰盛，小水短少，酿成肿症。此内发者为不足，即为阴水）

人之生兮资水谷，脾主谷兮肾水属。水旺土虚不胜水，水气泛溢浮肿肉。实脾饮于阴水宜（便利不渴而肿胀者为阴水也），阳水舟车丸可录（舟车丸宜慎用）。口渴面赤气阻便（秘而肿胀者为阳水也），上为风肿麻防要。下属湿肿苡防（己）足。又有虚症气血分，四物汤兮合四君。朝宽暮急血虚病，暮宽朝急气虚成。先胀后喘用二术（苍白术），先喘后胀加麦（冬）苓。水胀总由湿热积，渗道少通遂闭塞。邪水随气注络中，甚至唇肿脐突出（唇肿脐突者死症）。虽云湿胜实脾虚，大法补中最有益。

舟车丸　甘遂　大戟　大黄　黑丑　芫花　轻粉　橘皮青皮　木香　实脾饮见前

脾胃阳虚（腑阳不行）

人参　茯苓　益智　白芍　白术　归身　广皮　附子　砂

仁　槟榔　炮姜　草果　肉果　川朴

肾胃阳虚

肾气丸　五苓散　人参　干姜　茯苓　附子　菟丝　胡芦
巴　刚人参　干姜　制半夏　枳实

木火犯胃

川朴　山栀　楂肉　川楝子　白芍　川椒　枳实　铁锈水
逍遥散去白术合左金丸

湿壅三焦，肺气不降（宜清肃上焦治之）

蜜炙麻黄　杏仁　紫菀　苡仁　茯苓皮　枇杷叶　石膏
前胡　姜皮　川通草

木郁气滞，血滞，便涩，通幽法

川楝　橘核　桂枝　香附　桃仁　当归　小荷柔叶　楂肉
钩藤　延胡　神曲　丹皮　禹余粮丸

湿滞凝滞（小溲不行，当开太阳）

川朴　川椒　干姜　牡蛎　汉防己　橘核　桂木　五味
通草　海金沙　寒水石　五苓散

湿郁兼热（苦辛通肾）

半夏泻心汤见前。

下焦寒热流经（辛香通经府之郁）

生於术　北细辛　川独活　炮川乌　汉防己　白茯苓

气血郁积，兼挟湿热

清理相火，健运中州，小温中丸。

湿热寒水之气交横，气喘溺少

崇土制水，暖下泄浊，禹余粮丸。

肝脾不和，兼挟暑邪

半夏　广藿　川朴　甘草　茯苓　山楂　郁金

脾胃不和清阳痹结（以滑润治之）

瓜蒌　川楝　桂木　生姜　桃仁　薤白　延胡　归须　半夏　茯苓

臌胀章（经云：浊气在上则生䐜胀，太阴所至为臌胀，即腹胀。《病能篇》云：骤胀属热）

臌胀水肿一原病，皆是脾虚不得运。气入于脏臌胀成，腹大身瘦食不进。实土分消是妙方，二苓二术陈皮香（木香）。香附朴砂桑泽（泽泻）腹（皮），沉香磨汁兼水姜。腹实痛块红筋系，血臌归芍红（花）丹（皮）尝。水臌水腹若秘结，五苓散加腹皮入。食积臌胀大腹凝，槟牵（牛）菔子棱蓬术。气实臌胀或吐酸，胁肋痛胀并面黑。分心（气饮）羌桂苓夏通，青皮桑腹甘苏（梗）芍。气虚胀满劳役来，气急溏泄元气衰。补中益气汤必用，分条而治休疑猜。地气为云天为雨，天地不变否为臌。脾土之阴既受伤，转运之司亦失所。胃虽受谷不运行，清浊相淆隧道阻。郁而为热热为湿，湿热相生病即取。此病宜补不宜攻，燥湿补中是为主。

陈参曰：气陷则跗肿，气呆则脘闷。

又曰：木乘土位，清阳不得舒展，浊气痞塞而攒踞也。

又曰：虚肿胀由足入腹，治在少阴肾、太阴脾。

脾阳单胀（宜健阳运湿，温通脾阳）

五苓散见前　紫朴　陈广皮　木瓜　人参　炮姜　大腹皮
附子　煨草果　草蔻　益智　荜茇　茅术　干姜　川桂木
川椒

肾气

加减八味丸、《济生》肾气丸。

养阳明

大半夏汤　半夏　人参　白蜜

陈参曰：冲脉隶于阳明，胃阳伤极，中乏坐镇之真气。冲
脉动则诸脉皆震动，浊阴散漫，由此卧着欲立矣。

疏厥阴

逍遥散　当归　白芍　柴胡　茯苓　白术　山栀　甘草
生姜　薄荷加味丹皮

何书田曰：六腑为阳，以通为补。通阳则浊阴不聚，守补
恐中焦易钝。喻嘉言谓能变胃而不受胃变。脏寒生满病，燥暖
水脏之阳，是培火生土法。喘胀要旨，开鬼门以取汗，洁净府
以利水，无非宣通表里。

经云：从上之下者治其上。又云：从上之下而甚于下者，必先治其上而后治其下。

古语云：膏粱无厌发痈疽，淡泊不能生膜胀。

虚损发热诸症章（久虚不复谓之损，损极不复谓之劳。元无所归则热灼，劳力伤阳，酒色伤阴。又云：阴复及阳，最难克复）

阴虚恹恹肾阳竭，午后发热少饮食。数天无力脉象明，干咳失血盗汗出。阳虚汗出并头疼，脉细迟弱午前热。阴虚血虚肾精亏，阳虚气虚劳倦得。阴虚四物芩柏丹，二冬柏（仁）味（五味）龟（板）知（母）甘（草）。清骨散可骨蒸用，枣仁芪术自汗堪。咳嗽气急桑贝菀，瓜蒌贝母治有痰。见血胶（阿胶）沙（参）丹（参）菀（紫菀）角（犀角），泄泻山药苓薏添。盗汗浮麦堪益伍，牡蛎黑豆用之妥。衄血栀芩茅草根，声哑喉干粉（花粉）桔（桔梗）可。阳虚益气与补中，散火升阳亦得所。外感寒伤阳则虚，阳虚阴盛虚损初。此损自上而及下，一损于肺皮毛枯，二损于心血脉少（不能荣于脏腑，女则月事不通），三损于胃宜急图（遇于胃则不治矣）。感热伤阴阴则虚，阴虚阳盛损却殊。此损自下而及上，一损于骨痿徂肾（不能起床），二损于肝筋即愈，三损于脾速当扶（饮食不化过于脾，不治之症）。

阴虚

复脉汤六味丸。

阳虚

人参　鹿角霜　归身　西枸杞　茯苓　五味　淡苁蓉　怀药　沙苑子

阴虚阳浮（宜介类潜阳，镇逆填下）

阳虚奇脉兼病

鹿角　沙苑子　杞子　菟丝子　苁蓉　柏子仁　归身

阴阳兼虚

熟地　西芪　归身　淡苁蓉　青盐　鹿角　茯苓　杞子五味子　八味丸　复脉汤

上损及胃

麦冬　生地　熟地　人参　女贞　枸杞　扁豆　茯苓　甘草　五味　山药　建中汤去生姜

下损及中

八味丸加减，异功散　建中汤　鹿角　菟丝子　杞子　家韭子

胃虚呕泻

人参　赤石脂　炒粳米　乌梅　新会皮

阴虚阳浮，兼胃阴虚

生地　人参　扁豆　麦冬　炙草　茯苓

脾肾兼虚

人参　煨益智　广皮　茯苓　沙苑子　五味资生丸加坎炁
《济生》肾气丸加茯苓、菟丝

劳伤心神

归脾汤　白术　人参　西芪　归身　茯神　远志　枣仁
木香　龙眼甘草　生姜　大枣

中虚（当用胃药坐镇中官）

用四君子汤（人参　白术　茯苓　甘草），春麦门冬汤
（麦冬　半夏　甘草　大枣　人参　粳米），夏生脉散（人参
麦冬　五味），小建中汤（桂枝　甘草　白芍　生姜　大枣
饴糖加黄芪）又十四味建中汤。

肾气不纳

人参　菟丝子　茯苓　坎炁　五味子　胡桃

气血滞、升降阻

用旋覆花汤（旋覆花　青葱　新绛）加桃仁、归须、
蒌皮。

冲任皆虚

紫河车　大熟地　云茯神　淡苁蓉　五味子　川黄柏

劳力伤脾胃

用霞天膏。

劳动伤经脉

归身　苁蓉　沙苑　杞子　茯苓　川芎

何书田曰：烦劳伤气宜治上治中，甘凉补肺胃之清津，柔剂养心脾之营液。或甘温气味建立中宫，不使二气日偏，营卫得循行之义。纵欲伤精当治下而兼治八脉，又须知填精补气之分，益火滋阴之异。或静摄任阴，温理奇阳。

陈参曰：肾虚气攻于背，肝虚热触于心，宜血肉有情重镇，以理其怯，填补以实其下。形不足者温之以气，精不足者补之以味。

失血章

心生血兮肝藏血，随处而行无处缺。目视舌言耳能闻，足能步履手能摄。如何错过致妄行，劳伤火动因而得。吐因肺胃即热蒸，逐口吐出随火升。呕或醉怒或劳役，胃口之血无端行。咯血之血出于肾，阴火上炎殊分明。咳衄肺金心火克，咳者为重衄为轻。犀角地黄汤主理，归骨（地骨）栀芩麦知杞。侧柏藕汁共茅根，童便服之浮火已。咳嗽沙参天麦冬，寒热龟甲青蒿庸。有痰贝蒌花粉入，有泻药（山药）苡苓甘同。不止（失血不止）蒲黄炒荆芥，韭汁大黄去紫块。血不藏室体极虚，八珍可用阿胶配。

陈参曰：《内经》分上下失血为阳络阴络，是腑络取胃，脏络取脾。

治血先理腑胃（甘凉肃降法）

沙参　玉竹　花粉　郁金　茜草　绿豆皮　麦冬　桑叶　川斛　杏仁竹心

又治心营（轻清滋养法）

生地　丹参　地骨皮　连翘　元参　山栀　生粉草

风淫津涸（甘寒法）

芦根　薄荷　羚角　蔗汁

温淫火壮（苦寒法）

石膏　黄芩　山栀　杏仁

暑遍气分（开解法）

滑石　苏梗　杏仁　橘白　薄荷　苡仁　白蔻

暑逼营分（清芳法）

犀角　生地　青蒿　山栀　银花　丹皮　连翘

以上外因。

嗔怒伤肝阳（血随气逆，用胶芪，气为血帅法）

白苏子　郁金　丹皮　钩藤　丹参　降香　川贝母　杏仁　桑叶　橘红　蒺藜

郁勃伤肝阴（木火内燃阳络，柔肝育阴法）

阿胶　麦冬　白芍药　生地　甘草　鸡子黄

烦劳损心脾（气不摄血，甘温培固法）

用归脾汤。见前。保元汤（人参　黄芪　肉桂　甘草）

纵欲伤肾

青铅六味丸　肉桂　七味丸并加童便。

精竭海空，气泛血涌（危症急固真元，大补血法）

人参　五味子　紫河车　熟地　枸杞子　紫石英

以上内因。

烟辛烁肺（治上法）

用千金苇茎汤（鲜苇茎　苡仁　桃仁　瓜瓣）加茅根

酒热戕胃（治中法）

用甘露饮（生地　熟地　天冬　麦冬　石斛　茵陈　黄芩　枳壳　甘草　枇杷叶）加藕汁

坠堕伤瘀血泛，先导下后通补。

怒力伤（属劳伤之根，阳动则络伤血溢，治与虚损有间，宜滋阴补气为主）

用当归建中汤，即小建中汤加当归、虎潜丸、旋覆花汤。

何书田曰：血之主司系心肝脾，血之生化系阳明胃。胃为血之要道，当先治胃。《仁斋直指》云：一切血证经久不愈，每以胃药收功。薄味调养胃阴，如《金匮》麦冬汤及沙参、扁豆、鲜斛、茯苓。甘温建立中阳，如人参建中汤及四君子加减。沉著浓厚，属肝肾之血，用熟地、枸杞、归身、牛膝、茯苓、青铅。阴虚阳升，头中微痛，当和阳镇逆，用生地、阿胶、牛膝、白芍、茯苓、青铅。

思虑太过吸伤肾阴，时时茎举，此失血属骄阳独升，用人中白、龟板、知柏等味。心火吸肾，随阳升腾，阳翔为血溢，阳坠为阴遗腰痛。足胫冷何一非精夺下元损见症，治以人参、熟地、河车膏、紫石英、茯苓、五味、枸杞、沙苑，谓莫见血以投凉，勿因嗽以理肺，为要旨耳。肾传脾胃，元海无纳气之权，急急收纳根蒂，人参、河车膏、坎炁、枸杞、熟地、五味、沙蒺藜、茯苓、胡桃等味，在所必用。

陈参曰：夏月藏阴，冬日藏阳。阳不潜伏，升则血溢，降则遗精。血宜宁静，不宜疏动，动则有血溢之虞。投凉剂则清气愈伤。

附衄血治法

温邪（四季皆有因，病衄血，宜用辛凉清润法）

杏仁　淡芩　山栀　郁金　元参　连翘

风温（春令）

元参　赤芍　连翘　桑叶　丹皮　橘皮　茅花

酒热伤胃

生扁豆　麦冬　北沙参　粳米

湿热胃火上蒸出衄

玉女煎（熟地　知母　生石膏　麦冬　牛膝）

胆火上升心营热兼衄

犀角　生地　丹参　知母　牛膝　侧柏叶　元参　连翘
山栀　丹皮荷叶

阴虚阳冒致衄

生地　龟板　阿胶　麦冬　生白芍　川柏　牛膝　天冬
茯苓　川石斛　人参　山药　熟地　丹皮　泽泻　石决明　莲
子　芡实　元参　山萸补骨脂　淡菜

便血章（便血不外风淫肠胃、湿热伤脾二义。《内经》谓是阴络受伤，阴络即脏腑隶下之络也）

溺血郁热由膀胱，五苓散合莲子汤。知柏山栀皆可入，不
痛为虚益气良（玉茎中不痛可用补中益气汤）。下血大肠多湿
热，肠风脏毒清浊译。粪前近血热在下，粪后远血热上臧。四
物荆槐榆悉妙，棕灰陈（皮）壳（枳壳）苓甘襄。发热柴胡
胶（龟）板效，血虚熟地血余尝。瘀块桃红丹尾鳖，延胡赤
芍同前方。

湿热

荆芥炭　川连　乌梅　广皮　茅术　地榆　甘菊炭　黄芩
白芍　川朴　槐米　於术　茯苓　桑叶　泽泻　丹皮

阳虚寒湿

茅术　广皮　炙草　柴胡　人参附子　川朴　炮姜　升
麻　地榆　茯苓　防风根　白芍　荷叶　建神曲　葛根

大肠血热

生地　地榆炭　黄柏　料豆皮　柿饼　山栀　丹参　炒棔
皮　槐花　炒黄芩　丹皮　元参　五加皮　当归　炒银花
白芍

脾胃阳虚（下血如注）

四君子汤加木瓜、炮姜，禹粮石脂丸。

阴伤肠胃

生地　丹皮　竹心　茯苓　补阴丸　元参　连翘　天冬
牛膝　虎潜丸

阴虚血涩（肛坠掣痛，肛门若火烙，阳不和平，仍是阴
精失涵）

生地炭　火麻仁　归须　冬葵子　料豆皮　楂炭

脾肾虚

六味丸加芡实、五味子、莲肉，归脾丸。

肾阳虚

人参　苁蓉　补骨脂　柏仁　韭子　鹿茸　鹿角　巴戟天
远志肉　茯苓　熟地　菟丝子　归身

肾阴虚

熟地　龟板心　归身　知母　山药　山萸　料豆皮　白芍
茯神　地榆　丹皮　五味子　乌梅　花龙骨

劳力络伤（瘀必结于络，络及肠胃而后下，乃一定之理）

人参　陕当归　茯苓　炙草　大白芍　肉桂

血瘀在络

归须　旋覆花　柏子仁　桃仁　新绛　青葱管

阳明不阖

人参　炒川柏　山萸肉　赤石脂　乌梅　禹余粮　五味子
白粳米　清心莲子饮（人参　柴胡　黄芩　地骨皮　车前子
黄芪　茯苓　甘草　石莲子　麦门冬）

何书田曰：便血一症，古有肠风、脏毒、脉痔之分，其实不外乎阴络受伤也。能别其血之远近而决其脏腑之性情，则不致气失统摄，血无所归，如漏卮不已耳。肺府致燥，涩宜润降，如桑麻丸及天冬、地黄、银花、柿饼之类。心病则火燃，血沸宜清化，如竹叶地黄汤及补心丹之类。脾病必湿滑，宜燥升，如茅术理中汤及东垣益气汤之类。肝病有风阳，痛迫宜柔泄，如驻车丸及甘酸和缓之剂。肾病见形消腰拆，宜填补，如虎潜丸及理阴煎之类。至胆经为枢机，逆则木火煽营，宜桑叶、山栀、丹皮之清养。大肠为燥腑，每多温热，风淫宜辛凉苦燥。胃为水谷之海，多气多血，脏病腑病无不兼之，宜和宜补，应热应寒，难以尽言。脾胃为柔脏，可受刚药，心肝为刚脏，可受柔药。罗谦甫治便血以平胃散作主，加桂附干姜，重加炒地榆以收下湿，颇见神效。温煦奇肾用斑龙丸。疏补中土用枳术丸，守补心脾用归脾丸，脾湿肾燥用黑地黄丸，大补精气用天真丸，升降脾胃用平胃散，堵截阳明用禹余粮赤石脂丸。复从前之汤液，用五仁汤。善病后之元虚，用养营汤。

汗症章（经曰：阳加于阴谓之汗。又曰：汗者心之液。又曰：肾主五液，故凡汗症未有不出心肾虚而得者。夫心为生阳之脏，凡五脏六腑、表里之阳，皆心主之，以行其变化，故随其所在之处而气化为津，亦随其火扰所在之处而泄为汗，是汗本乎阴，乃津液之所化也）

克肖天地名曰人，天地有雨人汗生。时逢久雨天地否，久汗之人病自成。觉来无汗寐时出，盗汗阴虚兼内热。不动而汗时时来，自汗阳虚兼有湿。脉细阳弱太阴亏，自汗补阳调胃戢（戢者绝其汗也）。浮麦地芍陈蛎梅，加减归脾服多帖。盗汗滋阴降火宜，当归大黄功最奇。麻黄根兼知（母）杞（枸杞）骨，前方选用堪同施。宁神安心药为妙，汗为心液当先知。

卫阳虚（宜镇阳理阴）

陈参曰：火与元气不两立，气泄为热为汗，以治在无形实火，宜清虚火宜补。

真武汤（茯苓　白芍　白术　附子　生姜）玉屏风散（黄芪　防风白术）人参　附子　西芪　於术　人参　茯苓　炙草　浮小麦　半夏　牡蛎　南枣

营卫虚（自汗）

黄芪建中汤加防风根

劳伤心神

生脉散　四君子汤

胃阴虚

人参　茯神　枣仁　白芍　炙草　龙骨

阳虚自汗，补气以卫外，阴虚盗汗，补阴以营内。

柏子仁丸　柏仁　牛膝　卷柏　泽兰　续断　熟地

陈参曰：津散于外而为汗，此为虚者言。若时证则不可拘泥也。心之阳虚不能卫外而固密，则外伤而自汗。肾之阴虚不能营内而退藏，则内伤而盗汗。自汗由阴蒸于阳分也，盗汗由阳蒸于阴分也。

头痛章（头为诸阳之会，与厥阴脉会于颠，诸阴

寒邪不上逆，唯阳气窒塞，浊邪得以上据，厥阴

风火乃能逆上作痛。头痛症皆由清阳不升，风火

乘虚上扰所致也）

头痛之症虽主风，亦有痰火虚不同。顶颠属风太阳火，眉棱骨痛由疼攻。脑后血脉虚来大，滑痰弦数火风逢。九味羌活汤主治，芩连治火殊多功。痰合二陈虚四物，气血四君亦可庸（用也）。风亦属阳头为会（诸阳之会），两阳相争痛势凶。气

血虚者无力拒，风不与争痛故松。若因痰饮作痛者，胸膈饱闷非风从。

风火头痛（宜辛散轻清法）

羚羊片　元参　薄荷　山栀　桑叶　夏枯草　连翘　丹皮　菊叶　黄芩　苦丁茶　荷叶　木通蔓　荆子　白芷

肝风头痛（宜息风滋肝法）

首乌　枸杞子　生地　菊花　白芍　料豆衣　柏仁

夏秋伏暑头痛

石膏　连翘　羚羊片　蔓荆子　木通　山栀　苦丁茶　荷叶边　飞滑石　生草　紫川朴　桑叶

胆胃伏邪

羚角片　菊叶　连翘　葛根　牛蒡子　赤芍　白芷

凡头痛而属阴，虚阳越者，用复脉汤、甘麦大枣法加阿胶、牡蛎、生地、白芍、沙参。因阳虚浊邪阻塞气血，瘀痹而痛者，用虫类搜逐血络，宣通阳气。

炮川乌　半夏　细辛　生姜汁　露蜂房　川芎　当归　炙全蝎

陈参曰：头风初起，以桑叶、山栀、丹皮、荷叶边轻清凉泄，使少阳内遏之邪倏然而解。若久则伤及肝阴，参入酸凉柔剂可也。或肝阴久耗，厥阴无一息之宁，痛掣之势已极，此岂轻剂可解？唯复脉汤之纯甘壮水，胶芍之柔婉以熄风和阳，庶足俾刚亢之盛一时顿息。

心痛章

心痛从来类分九，胃脘疼痛当心口。风热悸冷饮食虫，痓与去来痛皆有。得暖缓时属于寒，前后应痛因郁久。血痛逆气唧唧声，痰痛脉滑吐痰垢。恶心恶食因食伤，嘈杂喜饥胃火诱。口吐黄水是蛔虫（时作时止，痛止能食者），闷痛吐宽郁痰厚。初起得寒温散之，姜半（夏）香砂青（皮）广（皮）蔻（仁）。稍久或郁郁火生，曲（六曲）壳（枳壳）苓栀滑（石）芎（川芎）守。痛则不通郁自成，通则不痛便无咎。

惊伤心痛（闻雷或炮被惊，心下漾漾作痛，此肝阳上逆，不容升达也，养血平肝治之）

逍遥散去柴胡，加钩勾、丹皮。

积劳损伤心痛（劳伤血痹，痛极昏厥，宜通络和营法）

生鹿角　官桂　半夏　当归须　桃仁　姜汁

脾寒厥痛（吐涎肢冷，病在脉络，宜辛香开通法）

高良姜片　姜黄　草果　生茅术　丁香梗　川朴

心劳受伤作痛（重按而痛减者，攻劫难施，宜用辛甘化阳良法）

人参　川椒　白蜜　桂枝　炙草

陈曰：心痛寒甚用炮姜、肉桂，火甚用炒川连、竹茹。如因瘀血，用桃仁泥、延胡索、五灵脂、当归须，痰饮用制南星、瓜蒌，虫厥用椒目、乌梅、使君子。若真心痛，十指甲俱青，夕死旦危，不治。

腹痛章

腹痛之症芍药甘，甲乙化土方须谙。苍（术）朴（白）术苓（香）附（枳）实（白）芷，用药堪与心痛参。虚者手按痛止软，手不可近是实焉。寒痛绵绵小腹冷，火痛时作时止然。痛处不移瘀血聚，或东或西气攻坚。痰则脉滑小便秘，怒痛肝伤两胁连。血虚偎偎筋抽引，气虚呼吸少气绵。泻后痛减知食积，燥湿导滞汤为先。冒暑吐泻香薷需，伤湿木通茅术痊。

上中二焦气阻腹痛（呕吐脉数而涩）

半夏　白蔻　山栀　豆豉　广皮　桔梗

阳气不运腹痛（兼腰痛冷则尤甚）

桂枝　香附　小茴香　艾绒　青皮　白茯苓

郁伤脾阳作痛

半夏　延胡索　生姜　苏梗　川朴　川楝子　草果

秽浊阻气腹痛（用芳香逐秽法）

藿香　莱菔子　川朴　半夏　广皮　白杏仁

阴浊内阻，腑阳不通（用通阳泄浊法）

生晒术　附子　茯苓　小茴香　制川朴　淡吴萸　良姜
半夏　生益智　生姜汁

肝气郁而腹痛

逍遥散去白术，加郁金、香附。

郁久血滞，癸水不调，痛而无形

肉桂　香附　吴茱萸　木香　当归　川芎　五灵脂　白芍

郁怒饮气入络

制南星　牡蛎　桂枝　川楝子　橘核　东引李根皮

暑伤中气作痛

人参　广皮　益智仁　谷芽　白芍　茯苓

郁伤肝脾，络血瘀凝用宣达营络法治之

桃仁　老韭白　归须　桂木　穿山甲　阿魏丸　当归　白
芍　甘草　制军　枳实　桂枝

劳伤中阳，腹痛浮肿，食入痛甚

当归　益智　煨姜　枣肉　白芍　广皮　炙草

陈曰：营分虚寒，当脐而痛，冬发春愈，加肉桂、茯苓。

胁痛章（胁痛多属少阳，厥阴伤寒胁痛，皆在少阳
胆经，以胁居少阳之部耳。杂症胁痛皆属太阴肺经，
以肺脉布于肝络耳）

胁与肋属肝胆部，肝主藏血又主怒。凝血成瘀疼痛加，郁

怒不舒痛则布。怒痛且膨得嗳宽，血痛不臌无时住。痛连胃脘挟宿食，右胁气滞湿痰注。逍遥四物小柴胡，朴果青砂二苏（叶梗）附。热须黛（青黛）胆（胆星）痰芥星，健脾二陈亦可付。

肝郁胁痛

川楝子　山栀　橘叶　川连　茯苓　降香末　半夏　川斛牡蛎　香附　夏枯花　白芥子

湿热壅滞胁痛

小温中丸

金不制木，咳血后胁痛

川贝母　杏仁　白蔻仁　枇杷叶　橘红　降香末

营络虚寒（重按得缓属阴络虚也）

桂　干姜　小茴香　大枣　归身　茯苓　炙甘草

寒入络脉，气滞胁痛（口吐涎沫，身发寒栗）

半夏　川楝子　吴黄　高良姜　茯苓　延胡索　蒲黄荜拨

血络瘀痹（用辛泄宣瘀法）

陈参曰：进食痛加大便燥结，久病已入血络。

桃仁泥　川楝皮　郁金　新绛　当归须　延胡索　丹皮五加皮　山栀皮　柏子仁　冬桑叶　左牡蛎

肝肾阴亏（五心热，咽痛，左胁疼）

陈参曰：宜甘缓理虚，温柔通补方法。

生地　天冬　柏子仁　人参　麦冬　生白芍

肝胃皆虚，胁痛

人参　枣仁　柏子仁　桂圆　茯神　当归　花龙骨　金箔

胁痛兼痰饮

半夏　白蒺藜　钩藤　广皮　茯苓　白芥子　甘草

风入络胁痛（易饥吐涎）

生地　白芍　天冬　杞子　桃仁　阿胶　柏仁　丹皮
泽兰

胆络血滞胁痛（上吐下泻，春深寒热不止）

青蒿　郁金　元红花　丹皮　归须　泽兰叶

陈参曰：治胁痛症不外仲景旋覆花汤，河间金铃子散，以及辛温通络、甘缓理虚、温柔通补、辛泄宣瘀等法。《内经》肝病三法，治虚亦主甘缓，况病必伤阳明胃络，渐归及右，肝肾同病矣。当用甘味（人参、茯苓、甘草、大枣）佐镇摄（金箔、龙骨）治之。

腰痛章（膝腿足痛附）

先天之本唯两肾，位在腰间精足甚。房劳太过致精亏，邪气客之腰受病。六味可增附断（川断）龟，补骨杞味仲柏知。一切寒药皆禁用，妇人血滞更血亏。太阴腰痛因湿热，芩柏仲芎苍白术。日轻夜重瘀不通，归尾桃红赤（芍）膝（牛膝）没（没药）。身寒即发寒炮（姜）桂（肉桂），痰积二陈风小续（小续命汤）。闪气肾离法同瘀，又有肾着治宜速。便利身重腰冷水，利湿苓甘姜术足。

湿郁腰痛

防己　茯苓皮　杏仁　草果　苡仁　桂枝　川朴　晚蚕沙　草薢　滑石　菊花　小茴

寒湿伤阳腰痛（宜辛温通阳泄浊法）

杜仲　杞子　五加皮　茯苓　归身　牛膝　炒白芍　炙草　胡桃　大枣　沙苑子　羊肾　煨姜　川桂枝

湿伤脾肾之阳腰痛（嗜饮便涩，遗精，痛，麻木）

用祛湿缓土法，苓桂术姜汤，术菟丸。

老年奇经病腰痛（用血肉有情之品温养下焦）

鹿角霜　淡苁蓉　怀牛膝　柏子仁　炙虎骨　猺肉桂　西杞子　川杜仲　川石斛　如麻木甚者加草薢、蒺藜。

陈参曰：腰者肾之府，肾与膀胱为表里，在外为太阳，在内属少阴。又为冲督任带之要会，则腰痛不得专以肾为主病。内因治法：肾藏之阳有亏，则益火之源以消阴翳，用附桂八味丸。肾藏之阴内夺，则壮水之主以制阳光，用知柏八味丸。外因治法：里湿伤阳用辛温，以通阳泄浊。湿郁生热用苦辛，以胜湿通气。不内不外因治法：劳役伤肾以先后天同治，倾跌损伤辨其伤之轻重与瘀之有无，为或通或补。

膝腿足痛附

温湿热蒸，阻流行之隧，宜宣通之

石膏　杏仁　生苡仁　威灵仙　滑石　防己　寒水石

足膝肿痛（久不止内热）

生虎骨　仙灵脾　怀牛膝　金狗脊　陕归身　川萆薢

右腿痛不肿，入夜势笃（此邪留于阴，治从肝经）

杜仲　小茴香　穿山甲　归须　北细辛　干地龙

足痛攻冲（吐涎，大拇指疼）

吴萸　独活　归身　附子　细辛　防己

两足皮膜抚之则痛（此厥阴犯阳明胃也）

川楝子　小青皮　归须　橘红　延胡索　炒山栀　桃仁
楂肉

饱食则哕，两足骨髓皆痛，此阳明不克司束筋骨。

用转旋阳气法，苓桂术姜汤。

陈参曰：腿足痛，外感者推寒湿、湿热、湿风之流经入络。《内经》云：伤于湿者，下先受之，以治湿为主，或佐温佐清佐散为宜。若内伤，不外肝脾肾三者之虚，或补中或填下或养肝为治。

臂背痛章（背者胸中之府，肺俞为病，即肩背作痛。又背为阳明之府，而阳明为十二经之长，虚则不能束筋骨利机关，即肩垂背曲而臂亦作痛矣。阳明脉衰，肩胛筋衰不举而痛楚也）

手臂因何作疼痛，经络血虚风湿中。二术（苍白）南（星）秦（艽）二活（羌独）防（风），寒桂（枝）艾血芎归用。热芩痰芥气参芪，伤用威灵红桃送。背属太阳膀胱经，此经气郁痛不禁。羌活胜湿汤最妙，一点冷痛痰二陈。劳役过度时时痛，十全大补应安平。

营虚脉络失养，风动筋急（痛绕耳后，仿李东垣舒筋法）

当归 川桂枝 防风根 生芪 生於术 片姜黄 另服化脉活络丹一丸

劳倦肩背疼

桂 术 五加皮 苡仁 防己 白蒺藜 茯苓

阳明虚肝风动（当用柔甘温养法）

首乌 杞子 柏子仁 甘菊炭 归身 胡麻 羚角片 海桐皮 煨天麻 童桑枝 白蒺藜

寒郁气隧胸引肩背皆痛

宗《内经》诸痛皆寒之义，以温药两通气血。

川桂枝 川椒目 熟附子 橘皮 乌药支 淡吴黄 延胡

索 制香附苏梗 远志肉 炒於术 白茯苓 元红花

肝浊冲逆作痛

干姜 乌梅 炒白芍 川黄连 川柏细辛 炒川楝

失血，胃络虚，肩背痛（宜填补阳明）

人参 炒枣仁 白芍 茯神 陕归身 炙甘草

督脉虚，肾气上逆

陈参曰：肾气攻背，项强溺频，是督脉不摄。用奇经药以峻补真阳为主。

鹿角霜 归身 杜仲 沙苑子 青盐 鹿角胶 杞子 茯苓 菟丝子

陈参曰：凡冲气攻痛，从背而上者，系督脉主病，治在少阴。从腹而上者，系冲脉主病，治在厥阴。此治病之宗旨也。故肺俞之风用防风散，痰臂流背痛用指迷丸。

痛风章

遍身走痛名痛风，血虚气滞风湿攻。湿热生风不克土，痰壅经络难宣通。风淫末疾四肢属，日甚夜轻气血从。治主四物桃红益，痰热二陈蒌相同。上风羌防芷薄桂，下湿薏藤宣汉庸。小便如涩四苓散，桑枝酒炒加汤中。此虽血瘀筋不着，总由血虚不内荣（失养）。寒气凝滞湿痰结，因风行走痛自凶。

陈参曰：五行六气流行最速，莫如风火，重按疼痛少缓，是为络血。

血络瘀痹（久痛必入络，气血不行发痹）

金沸草　桃仁　生鹿角　新绛屑　归尾　青葱管

积伤入络作痛

归须　降香末　小茴香　木香　柏子仁　野郁金

阴分伏热痛风

头颠至足麻木刺痛，用东垣滋肾丸。

肝肾虚下焦痛

病后精采未复，多言伤气，行走动筋，当以甘温和养。

人参　当归身　白茯神　枸杞　沙苑子　甘菊炭

陈参曰：相火寄于肝，龙雷起于肾，并从阴发越，根蒂先亏，藏纳失职矣。

何书田曰：经云诸痛痒疮，皆属于心。夫心主君火，自当从热而论。然此但言疮耳，不可概诸他病也。诸痛古人总以通字立法，非攻下通利之谓，谓通其气血则不痛也。然必辨明气血在气分者，但行其气，弗动其血。在血分者，兼乎气治，所谓气行则血随之矣。症实者气滞血凝，通其气而散其血。症虚者气馁不能充运，血衰不能滋荣，当养气补血，兼寓通于补。

陈参曰：诸痛宜辛润宣通，不宜酸寒敛涩，恐留邪也。

头眩章（经曰：诸风掉眩皆属于肝。头为六阳之首，耳目口鼻皆系清空之窍，所患眩晕非外来之邪，乃肝胆风阳上冒耳。内风乃身中阳气疲动）

头眩昏晕气血虚，风寒暑湿痰火居。《内经》头眩责肝木（风木主动），丹溪痰火原相居。元气挟火动痰致，虚火上炎痰则无。化痰清晕二陈用，菊藁（本）荆桔羌防抚（芎）。劳役气虚补中妙，产后血虚四物须。冒暑薷香麦薷味，寒而无汗麻黄苏。

火重头眩（宜清泄上焦窍络之热）

山栀　天花粉　桑叶　元参　连翘　湖丹皮　生地

肝风头眩（肾宜温肝宜凉）

阿胶　麦冬　白芍　牡蛎　生地　黄肉　甘菊

络热眩晕

羚羊角　元参　生地　石菖蒲　连翘　郁金

营血虚头眩

西枸杞　胡麻　左牡蛎　川石斛　桑叶　柏子仁

内风挟痰头眩

煨天麻　法半夏　云茯苓　甘菊花　白蒺藜　广橘皮　西杞子　鲜竹沥

阴虚阳升头眩（补肾滋肝，育阴潜阳，兼镇摄治）

大熟地　山萸肉　五味子　牡蛎　怀牛膝　龟板心　麦门冬　灵磁石茯神　炒远志

属下虚头眩

都气丸加车前、淡天冬。

动怒郁勃（痰火风火并炽，头眩）

二陈汤、龙荟丸加减治之。

何书田曰：精液有亏，肝阴不足，血燥生热，热则风阳上升，窍络阻塞，头目不清，眩晕跌仆。治宜缓肝之急以熄风，滋肾之液以驱热。如虎潜丸、侯氏黑散、地黄饮子、滋肾丸、复脉饮汤等方。介以潜之，酸以收之，厚味以填之，或清上实下之法。风木过动，必犯阳明，呕吐不食，法当泄肝安胃，或填补阳明。又法辛甘化阴，清金平木，治痰须健中，熄风可缓晕。

陈参曰：肝肾虚则多惊恐，阳动莫制，皆脏阴少藏耳。

《医学妙谛》卷中终

医学妙谛　卷下

篳山何其伟书田纂

嘉定陈松墨荪参

绍兴裘吉生校勘

杂　症

痹症章（痹与风病相似，但风则阳受之，痹则阴
受之，故多沉著且痛。大凡邪中于经为痹，邪中于
络为痿。《金匮》云：经热则痹，络热则痿。初病
湿热在经，久则瘀热入络）

痹症有五原归一，皮脉与肌筋与骨。风行寒痛湿著彰，
《内经》三气风寒湿。以致麻木疼痛加，不能行动但能食。痹
者闭不通之云，邪阻正气经络塞。皆由虚损腠理开，三气乘虚

自外袭。留滞于内为病多，湿痰浊血都凝涩。法治祛邪养正先，畅达气血通络脉。峻补真阴为属阴，风燥之品用不得。舒筋赤芍草姜黄，沉（香）汁归（当归）羌（活）海桐（皮）益。

湿热致痹（宜舒通脉络，使清阳流行）

生芪　法半夏　防风　桑枝膏　生术　川羌活　姜黄　川桂枝　陕当归　羚羊角　猺肉桂　炙甘草　汉防己　苡仁　生地　白茯苓　炙龟板　杏仁　阿胶　川通草　料豆皮　紫川朴天花粉　绵茵陈　石膏　老苏梗川石斛　湖丹皮　郁金

暑伤气，湿热入络为痹

人参　生於术　广皮　生姜汁　茯苓　半夏　川黄连　枳实　鲜竹沥泽泻

寒湿为痹（宜微通其阳，兼通补法）

金狗脊　川杜仲　仙灵脾　熟附子　生虎骨　怀牛膝　川桂枝　白术杞子　茯苓　防己　晚蚕沙　当归　萆薢　泽泻苡仁

肝胆风热为痹（宜甘寒和阳法）

羚羊角　元参　桂枝　茯苓　石斛　杞子　白蒺藜　丹皮桑枝　生地　天冬

肝胃虚滞为痹（阳气烦蒸，当两补厥阴阳明）

黄芪　首乌　白蒺藜　於术　归身　料豆衣

气滞热郁为痹（因病后过食肥腻）

瓜蒌皮　苏梗　广郁金　苦杏仁　橘皮　半夏曲

血虚络涩为痹

鲜赤首乌　童桑枝　黑芝麻　九制首乌　川桂枝

热入下焦血分为痹

归身　柏子仁　钩藤　川草薢　牛膝　丹皮　白菊花　苡仁　生虎骨茯苓

风寒湿入下焦经隧为痹（宜辛温以宣通经气）

活络丹　川乌　地龙　穿山甲　大黑豆皮

卫阳疏，风邪入络为痹（风淫治以甘寒法）

羚羊片　杏仁　海桐皮　元参　童桑枝　川桂枝　花粉汉防已　连翘　绿豆皮

肝阴虚，疟邪入络为痹

大熟地　阿胶　天冬　五味　龟板胶　秋石　麦冬　茯神

气虚成痹

舒筋汤加黄芪、广皮、茯苓、桂枝、防风根

营虚成痹

人参　归身　炙草　南枣　茯苓　白芍　桂枝

精血虚延痹

鹿角胶　枸杞子　桑椹子　天冬　茯苓　淡苁蓉　川杜仲沙苑子　虎骨

陈参曰：治痹之法只宜峻补真阴，宣通络脉，使气血得以流行，不得过用风燥药，以再伤真阴。

痿症章（邪中于络为痿，又络热则痿。痿不外乎肝、肾、肺、胃四经之病。肝主筋，肝伤则四肢不为人用，而筋骨拘挛。肾藏精，精血相生，精虚则不能灌溉诸末，血虚则不能营养筋骨。肺主气，为清高之脏，肺虚则高源化绝，化绝则水涸，水涸则不能濡润筋骨。阳明为宗筋之长，阳明虚则宗筋纵，而不能束筋骨以利机关。经云：湿热不攘，大筋软短，小筋弛长。软短为拘，弛长为痿）

四肢软弱痿症成，不痒不痛难趋行。五痿筋脉骨肉气，治法独取阳明经。阳明本为宗筋长，主润宗筋合相养。虚则宗筋纵不收，束骨利关职不掌。总由肝肾肺胃伤，四末无用肝脾殃。肺热何由得濡润，高源化绝水涸彰。清心补肾二四（四君四物等汤）利，栀芩化热桔引肺。（杜）仲（牛）膝（瓜）蒌（麦）冬（黄）芪（五）味（木）瓜，木通通窍（升）麻提气。治痿之法专补阴，壮骨补虚药须备。

肺热叶焦

如形瘦脉数，玉竹、地骨皮、百合、北沙参、麦冬、杏仁、桑叶。如面瘰跗软，连翘。

湿热蒸铄筋骨为痿

茅术 川柏 寒水石 防己 茵陈 茯苓 晚蚕沙 萆薢
杏仁 飞滑石 木通 龙胆草

胃气窒塞为痿（气塞胃呆，筋骨不利）

加味温胆汤、更衣丸。

邪风入络为痿（口鼻歪斜而起）

羚角 大生地 元参 川石斛 犀角 川萆薢 黄柏

阳明虚，营络热，内风动成痿（宜清营热、熄内风法）

犀角 元参 明天麻 钩藤 生地 连翘 冬桑叶 丹皮

胃阳督任皆虚为痿（当两固中下）

鹿角胶 淡苁蓉 巴戟肉 归身 牛膝 柏子仁 补骨脂
白茯苓 杞子 川斛

肝肾两虚为痿（熄风纳下）

河间地黄饮子 熟地 巴戟肉 山萸肉 淡苁蓉 附子
官桂 石斛白茯苓 石菖蒲 远志 麦冬 五味子

虎潜丸

熟地 虎胫骨 知母 当归 川柏 败龟板 锁阳 白芍
牛膝 广陈皮 羚羊肉

脾肾阳虚为痿（晕中肌麻，腹鸣瘕泄，用脾肾两补）

冲任虚寒为痿（用薛氏加减八味丸）

督阳奇脉兼虚为痿

鹿角　淡苁蓉　菟丝子　远志　白茯苓　覆盆子

督阳虚为痿（如历节汗出，筋骨腰脊酸软，冬月尤甚）

麋茸　麝香　生羊肾子　归身　川乌酒煮为丸

骨痿（由精血内夺，奇脉少气，当填精补髓）

鹿角屑　羊肉胶　虎骨　巴戟天　猪脊髓　线鱼胶　龟板　怀熟地　淡苁蓉　沙苑子　枸杞　川黄柏　青盐　川杜仲　白茯苓　牛膝　陈归身

陈参曰：治痿之法，经云独取阳明，无非流通胃气，以为脉主乎束筋骨利机关也。头颈轰然热蒸，痰涎涌出，味酸，此督脉不司纳束，肾虚收纳无权，阴火上炎，内风齐煽，宜通纳入脉，以收拾散失之阴阳。

麻木章

麻木不仁症何治，二陈四物汤须识。总是湿痰死血成，活血开痰法先试。两臂桂枝不可无，下部灵仙牛膝使。补中益气青（皮）附（香附）香（木香），白芥红（花）桃（仁）药兼备。

营虚，肝风挟痰，指末胀麻

煨天麻　羚羊片　桂枝　茯苓　胆星　白芍　钩藤钩　石决明　桑枝秦艽　归身

肝肾虚，眩晕耳鸣，心悸指末麻

生地　西杞子　远志　石菖蒲　桂枝　阿胶　羚羊角　茯神　炙龟板牡蛎　归身　白蒺藜　胡麻　湖丹皮　白芍　料豆皮　桑叶　炒山栀

痫症章（痫症或因惊恐，或由饮食不节，或由母腹中受惊，以致内脏不平，经久失调，一触积痰，厥气内风猝然暴逆，莫能禁止。待其气平然后已。至于主治，要在辨其虚实耳）

痫痉晕倒时流涎，声类畜叫五痫传。痫醒身软痉反是，皆由痰与惊专权。惊则神志不守舍，舍空痰如心窍填。肝胆胃经挟痰火，三阳合并升而然。行痰为主清热次，犀角二陈（石）菖（蒲）胆（星）连（川连枳）。壳蒌（皮）藤橘姜竹沥，茯神郁（金远）志宜同煎。

惊恐痰火升，发痫

黄连　山栀　广皮　胆星　黄芩　枳实　远志　菖蒲

阳气郁窍，络阻发痫厥

羚羊角　川柏　姜半夏　连翘　陈胆星　远志　广郁金　元参　钩藤勾　白芍　川黄连　煨天麻　广皮　清阿胶

水火郁血滞，兼痫（妇人经来紫黑）

生地　紫丹参　炒山栀　西珀屑　丹皮　胡黄连　茺蔚子

肝肾阳升发痫

入冬不寐，阳不潜藏。虎潜丸，见前。

陈参曰：痫症有风热，有惊邪，皆兼虚与痰所致。幼科方书小儿有五痫，五脏各有畜所属。声如羊者心痫，声如犬者肝痫，声如牛者脾痫，声如鸡者肺痫，声如猪者肾痫。痉，风病也。《难经》督脉为病，脊强而厥。张仲景云：脊强者，五痉之总名。其症卒口噤，背张而瘛疭。

癫狂　怔忡　不寐　健忘等章（癫出积忧积郁，病在心脾包络之阴，蔽而不宣，致气郁痰迷，神志为之混淆。狂由大惊大恐，病在肝胆胃经，三阳并而上升，致火炽痰涌，心窍为之闭塞。不寐总由阳不交阴所致，若因外邪而不寐者，当连去其邪，攘外即所以安内也。若因里症而不寐者，或焦劳过度而离宫内热，或忧劳积郁而耗损心脾，或精不凝神而龙雷振荡，或肝血无藏而魂摇神漾。胃病则阳跷穴满，胆热则口苦心烦，审病用方，法无一定）

狂症属阳主多怒，癫症属阴主多喜。心热为狂肝实癫，均为热症河间议。心经有损七情伤，镇心安神最为利。天王补心用三参（人参、丹参、元参），酸枣地归二冬味。远志柏仁桔茯神，灯草辰砂石菖配。怔忡健忘都可医，加减天王补心治。怔忡人呆将捕如，惕惕不宁神明殊。心为人主血为主，神不守舍心血虚。健忘虽因气血隔，盛怒伤志亦成疾。静则神藏躁消亡，心气不充神惫极。阳不变阴非外邪，此方亦可不寐吃（即天王补心丸）。

发狂木火动心神虚

人参　元参　枣仁　天冬　丹参　茯神　川连　麦冬　生地　远志　桔梗　伯仁　菖蒲

发癫，郁火，心肾不交脉不鼓指

生地　酒炒连　山栀　茯神　竹叶　川柏　炙坎版　菖蒲　远志

心火不寐

鲜生地　元参　竹叶心　净银花　麦冬　绿豆皮

胆火不寐

丹皮　半夏　钩藤　温胆汤　山栀　桑叶　橘红

脾营虚

用归脾汤为主

不寐胃病，阳跷脉虚

早服八味丸，晚服半夏秫米汤。

不寐怔忡，胆液亏，阳升虚烦

《金匮》酸枣仁汤（枣仁　甘草　知母　茯苓　川芎）

不寐健忘，肝肾阴亏，阳浮（咸苦酸收甘缓法）

龟板胶　熟地　黄肉　五味子　宁淡菜　川柏　远志　白

茯苓　鹿角胶　大熟地　淡苁蓉　羊肾子

何书田曰：癫之实者，以滚痰丸开痰之壅塞，清心丸泄火之郁勃。虚者当养神而通志，归脾丸、枕中丹。狂之实者，以承气汤、白虎汤直折阳明之火，生铁落饮重制肝胆之邪。虚者当壮水以制火，二阴煎之类。

生地　枣仁　元参　茯苓　麦冬　甘草　黄芩　木通

思虑烦劳，身心过动，风阳内扰则营热。心悸惊怖，不寐，胁中动跃，治以酸枣仁汤。

枣仁　知母　川芎　甘草　茯苓　补心丹　枕中丹　清营之热佐以敛摄神志

陈参曰：《灵枢经》云：阳气下交于阴，阳跷脉满，令人得寐。

黄疸章（疸分阴阳，而总以湿得之。阳疸者，湿从火化，瘀热在里，胆热液泄，与胃之浊气相并，上不得越，下不得泄，熏蒸遏郁，侵于肺则身目俱黄，热流膀胱溺变赤，其色明，阳主明，治在胃。阴黄者，湿从寒水，脾阳不能化热，胆液为湿所阻，渍于脾，浸淫肌肉，蕴于皮肤，黄如熏，其色晦，阴主晦，治在脾。黄疸者，身黄、目黄、溺黄之谓也）

黄疸分五名固有，黄汗女劳湿热酒。总归湿热相郁蒸，脾胃兼虚为日久。茵陈五苓散主之，随病增减方堪施。病久腹胀兼黑色。此为不治先当知。

谷疸（不宜下犯足太阴，防变胀）

猪肚丸　猪肚　苦参　白术　牡蛎

又方　绵茵陈　茯苓皮　蔻仁　花粉　枳实　苦桔梗

疸后郁伤心脾

用归脾丸

酒疸

四君子汤加陈皮、白芍、当归、柴胡、生姜、大枣。

陈参曰：酒客多蕴热，宜先清中分利，后顾脾阳。

湿热郁蒸黄疸

湿在上宜辛散法，取以风胜，防己、大豆卷、苡仁、银花、滑石、生牡蛎、枳实、法半夏、姜汁。

湿在下宜苦泄法，取以淡渗，黄柏、赤小豆、石膏、杏仁、山栀、连翘、通草、花粉

疸变肿胀

大腹皮　海金沙　粉猪苓　鸡肫皮　紫川朴　川通草

黄疸，脉络瘀热，此与水谷气交蒸

河间金铃子散加枳实　柴胡　半夏　黄芩　山栀　谷芽

黄疸脾液外越（夏热泄气。脾虚为黄，非湿热之疸）

人参　白扁豆　茯神　炙草　怀山药　米仁

何书田曰：脉弦胁痛少阳未罢，仍主和。渴饮水浆阳明化燥，急当泻热。如狂畜血主攻，汗后溺血主补。表虚者实卫，里虚者建中。女劳有秽浊，始以解毒，继之滑窍，终当峻补肾之真阴。

梦遗章（有梦为心病，无梦为肾病，湿热为小肠膀胱失精之藏。制虽在肾，而精之主宰则在心。其精血下注，湿热混淫而遗滑，所致者责在小肠膀胱，故治是症，不外宁心益肾，填精固摄，清热利湿诸法。有梦治心，无梦治肾）

左肾藏精右气火，相火一动精不固。外动酒浆湿热欲，内动多思多想故。精者有水本静居，无以扰之凝然如。一扰便动且妄行，遗精滑精渐致虚。年少元阳气极盛，如瓶之满满而溢。心有妄念邪火乘，如瓶之侧侧而出。相火易动真元虚，精道不固肾液竭。如瓶之罅漏渐干，此病最重最难涩。安神降火主治之，四物归脾收涩吃。

阴虚阳越兼遗滑（用厚味填精，介类潜阳，养阴固摄诸法）

熟地　覆盆子　芡实　山药　湖连　桑螵蛸　茯神　川斛　沙苑　线鱼胶　生地　萸肉　麦冬　远志肉　天冬　川柏　女贞　金樱膏　柏仁　青盐　牡蛎　炙坎版　淡菜　炙草

阴虚湿热遗滑（苦泄兼通腑）

川柏　川萆薢　知母　泽泻　川莲　苡米仁　芡实　茯苓
猪苓汤

下损及中梦遗（有梦而遗，烦劳过度，致脾胃两伤，心
肾不交，上下两损，当培土固摄）

妙香散、补心汤、生脉、四君、归脾汤、冬术膏、桑螵
蛸散。

肾气不摄，梦遗兼滑

熟地　山萸肉　山药　湖莲　金樱子　五味　紫河车　芡
实　龙骨　菟丝子　覆盆子　沙苑子

兼失血

熟地　五味　山药　人参　枸杞　茯神　牛膝　鱼螵蛸花
龙骨　桑螵蛸

何书田曰：房劳过度，精竭阳虚，寐则阳陷而精道不禁，
随浊随泄，不梦而遗，当用《济生》固精丸（花龙骨、左牡
蛎、菟丝子、家韭子、白茯苓、五味子、桑螵蛸、白石脂）
升固八脉之气。饮食宜厚，脾胃酿成湿热，留伏阴中而梦泄
者，当用刘檀石脂肚丸（白术、牡蛎，以猪肚、苦参一具同
煎），清脾胃蕴蓄之温热。无梦遗精，肾关不固，精窍滑脱而
成也，用桑螵蛸散（人参、菖蒲、远志、秦当归、茯神、龙骨、
龟板、桑螵蛸）与阴固摄滑涩互施。上实下虚，火风震动，

脾肾液枯，用斑龙二至百补丸（人参、鹿角、菟丝子、熟地、杞子、山黄肉、五味子、天冬、茯苓、怀牛膝、芡实、龙眼、西黄芪、麦冬、山药、金樱子、楮实）通摄下焦。龙相交炽，阴精走漏，用三才封髓丹及滋肾丸、大补阴丸（熟地、金狗脊、知母、川柏、炙龟板）峻补真阴，承制相火，以泻阴中伏热。

浊症 淋症章（浊属心肾，淋为肝胆。痛则为淋，不痛为浊。遗由精窍，淋在溺窍，异出同力，最宜分别，切勿混治）

浊症原分赤与白，白属气分赤属血。脾胃湿热注膀胱，水液浑浊皆属热（本《内经》）。主治清心莲子饮，痰注膀胱二陈合。白由肾虚萆薢饮，赤是血虚合四物。淋症血石劳气膏，滴沥疼痛常呼号。心与小肠相表里，心火犹动相火烧。欲住不住住又至，总将津液常煎熬。八正四苓合四物，山栀知柏淋应消。

浊淋二症参看湿热下注

萆薢 木通 海金沙 赤茯 猪苓 泽泻 川黄柏 山栀
茵陈 鲜竹叶 丹皮 汉防己 子和桂苓饮 刘檀石猪肚丸

阴虚湿热淋浊

滋肾丸 丹溪大补阴丸合水陆二仙膏加牡蛎、金樱膏、六味丸，去萸肉，加车前、牛膝。

心火下陷淋浊（心阳亢而下注，利其火府）

分清饮加山栀、丹皮、茯苓、猪苓。清利火府用导赤散加赤苓、瞿麦。又方川连、生地、人参、桔梗、川柏、茯苓、丹参、菖蒲

气闭成淋

紫菀　瓜蒌皮　郁金　降香　杏仁　枇杷叶　山栀

食入痞满便淋（照前方去紫菀、山栀，加苡仁）

膀胱蓄热血淋（小便短赤带血）

用导赤散加赤茯苓　西血珀屑五分

又方　黄柏　知母　山栀　生地　龙胆草　丹皮　酒大黄　淡竹叶　当归　郁李仁　元红花

精浊阴亏

炙龟板　熟地　天冬　肥知母　淡秋石　川柏　茯苓　猪脊筋

肾虚不摄，淋浊（脉细腰酸，遗沥胃减，宜收纳肝肾）

茯苓　青盐　胡桃　肾气汤加淡苁蓉　鹿角　大茴香

败精浊瘀阻窍

用虎杖散加韭白汁　制大黄　麝香少许　入络通血　白丑　桃仁　归须　桂枝　小茴　杜牛膝　归尾　山栀　川楝子　韭白　两头尖　川柏　远志　淡苁蓉　柏仁　茯苓　生鹿角　大

黄　小茴　加麝香

又方

阿胶　生地　女贞子　料豆皮　琥珀屑

淋浊（奇脉病）

败精内滞因溺强出，积久精血皆枯，当以冲督任带调理，亦如妇人之漏带也。

鹿茸　小茴香　归身　人参　杞子　龟板心　茯苓　柏霜　补骨脂　覆盆子　菟丝子

又方

鹿茸　韭子　胡桃　沙苑子　舶茴香

何书田曰：便浊只在气虚与湿热。实者宣通水道，虚者调养中州，虚实两兼又宜益脏通腑。精浊总由肝肾损伤，而有精瘀精滑之分。精瘀当先理离宫腐浊，然后补肾。精滑用固补敛摄，不应，从真元气调之。张景岳所谓其无形以固有形也。然人必知八脉，治用孙真人九法，升奇阳，固精络，使督任有权，漏卮自己。尿血一症，虚者居多，若有火亦能作痛，当与血淋同治。如清之不愈，专究乎虚，则上注心脾，下从肝肾，久则主乎八脉。

陈参曰：厥阴内患最急，少腹绕前阴如刺，小水点滴难通，环阴之脉络皆痹，气化机关已息，必须仿朱南阳法，兼参李蘋湖意用滑利通阳，辛咸泄急，佐以循经入络之品。古人云：九窍不和多属胃病，六腑为治，以通为补。脾宜升则健，胃宜降则和。盖太阴之土得阳始运，阳明之土得阴则安。脾喜刚燥，胃喜柔润。张仲景急下存津，治中胃也。李东垣大升阳气，治在脾也。

八正散（治湿热便秘）

车前子　瞿麦　山栀　灯草　细木通　滑石　大黄　扁蓄草　甘草　木香

湿热盛而宣彻其泉源也。_{陈注。}

小便不通不禁　大便不通　二便秘　脱肛等章

人身秽浊二便消，通则浊降塞则淆（便通则浊降清升，否则清浊混淆矣）。小便不通膀胱热，用药可与淋同条。小便不禁膀胱火，火邪妄动难自料。水不得安故不禁，二神丸合桑螵蛸（川连、川芎、甘草、生地、当归）。大便不通肠液竭，活血润燥方无抛。二便闭时肝肾热，八正散服两可消。肛门秘结肺热致，肺与大肠表里明。脱肛肺脏虚寒甚，泻痢入虚陷下遭。汤用补中益气妙，热脱四物知柏邀。

阴茎囊肿，是湿甚而下坠入府，用河间法。

石膏　寒水石　杏仁　泽泻　滑石　紫川朴　猪苓

小便不通，小肠火结

导赤散加丹皮　赤茯苓

膀胱气化失司

用五苓散

湿壅三焦（用河间分消法）

杏仁　桔梗　滑石　川朴　连翘　木通　香薷　陈皮　猪苓　木瓜　川连　寒水石　泽泻　芦根　黄芩　海金沙　防己　生石膏　枳壳　六一散

湿郁热伏小肠痹

用小温中丸

肾阳不通

五苓散加干姜　炮姜　附子　猪胆汁

肾与膀胱阴分蓄热致燥，无阴则阳无以化用（滋肾丸）

通下焦至阴之热闭。

湿热大肠痹

宜清热燥湿小温中丸。

大便秘，火腑不通

用更衣丸

湿火便秘（用大苦寒坚阴燥湿法）

川柏　萆薢　独活　海金沙　细辛　川连　防己　蚕沙　川锦纹

肾燥热便难（宜温通下焦，用滋肾丸）

郁热燥结气阻（苦寒泄热，辛以开郁，此三焦通治法）

川连　莱菔子　川楝子　广皮　芦荟　炒山楂　炒山栀
制朴　青皮　赤茯苓　杏仁　广郁金

血结便秘

桃仁泥　冬葵子　川郁金　郁李仁　降真香

又方　桃仁承气汤

血液枯燥，大便不通（宜养血润燥为法）

归身　柏子仁　麦冬　沙苑子　麻仁　松子仁　茯苓　奎
白芍

又方　生地　阿胶　龟板

又方　红花　牛膝　菠菜　五灵脂　桃仁　丹皮　韭菜
郁李仁

又方　枸杞子　天冬　人中白　川草薢　三才汤　五仁汤
虎潜丸去锁阳　加淡苁蓉　通幽汤　生地　红花　熟地　桃仁
甘草　归身　升麻

老年阳衰风闭（用温润通调之法）

半硫丸

二便闭，小肠火结

芦荟　川楝子　桃仁　夜分胀用小温中丸　红花　当归须
李仁

湿热肺气不降

苇茎　桃仁　西瓜　翠衣　滑石　通草

又养胃法　北沙参　麦冬　杏仁　薏仁　知母

湿热壅腑便闭

川连　山栀皮　枳实　青皮　黄芩　莱菔子　川朴　丹皮

气血结痹便闭

川楝子　桃仁　川桂枝　当归须　郁李仁　红花　制川军　小茴香　川芎　山楂炭　肉桂　葱白　青皮　五灵脂　香附

血枯经阻便涩

大生地　牛膝　郁李仁　归身　车前子　淡苁蓉　柏仁　冬葵子　茯苓　小茴香

厥阴热闭

二便皆涩，少腹胀满，背寒烦渴，此为癃闭，当用秽浊气味之品，直泻厥阴之闭。

两头尖　韭根　小茴香　橘红　穿山甲　归须　川楝子　乳香　川连山栀　通草　海金沙　川柏　淡吴萸　青皮　滑石

又仿李东垣治癃闭法，用滋肾丸。

陈参曰：凡小便闭而大便通调者，或膀胱热结，或水源不清，湿症为多。大便闭而小便通调者，或大肠气滞，或津液不流，燥症居多。二便俱闭当先通大便，则小便自利矣。肾司二便，肝主疏泄，须辨阴结阳结，或下病治上之法，开提肺气。喻嘉言：上燥治肺，下燥治肝。

脱肛，湿热气虚下陷

从东垣治法，用补中益气汤　人参　西芪　於术　甘草
陈皮　当归　柴胡　大枣　升麻　生姜

脱肛，纯属气虚下陷

人参　归身　白术　广皮　绿升麻　川连　白芍　炙草
乌梅　石莲子

肾气不归（少腹痛，肛坠，便滑）

熟地　五味　远志肉　怀山药炭　茯苓　萸肉　菟丝饼
禹余粮

年老气陷脱肛

人参　补骨脂　阳起石　鹿茸　大茴香

又　禹粮石脂丸

陈参曰：脱肛一症，有因泻痢气陷而脱者，有因中气虚寒
不能收摄而脱者，有因酒湿欲伤而脱者，有因肾虚湿注而脱
者。或年老气血已衰，或年少气血未旺，亦致脱肛。经云：下
者举之。徐之才曰：涩可去脱。皆治脱肛之法。《叶天士指
南》治此症不外升举、固涩、益气三法。至气热血热而肛反
挺出者，则用芩、连、槐、柏皮、四物、升、柴之类。然亦间
有此症，非可训之法，存之以备一说。脱肛症不宜过用苦凉，
大约以叶氏治法为正。

三消症章（嘈症附）（经云：二阳结谓之消。二阳者，手足阳明也。手阳明大肠主津病，消则目黄口干，是津不足也。足阳明胃主血，热则消谷善饥，是血中挟火，血不足也。未传能食，必发痈疽，不能食，必传如胀满，皆不治。经云：饮食入胃，精气输脾。又脾与胃膜相连，又脾主为胃行其津液。脾属阴，主血，胃属阳，主气。胃易燥，全赖脾阴以和之。脾易湿，必赖胃阳以运之。故一阴一阳合冲和之气，而为后天生化之源也。若脾阴虚，则胃家游溢之精气全输于脾，不能稍留津液以自润，则胃过于燥而有火矣。故急欲得食以自资，迟则嘈杂尤甚。若失治则必延成消膈之症）

上消肺因心移热，二便如常饮水适。中消胃热食偏多，大便硬坚小便赤；下消肾热渴饮汤，耳轮焦干便淋沥。虽分肺胃肾三般，总是肾水不足得。肾水不足虚火炎，津液干枯血虚极。地黄饮子六味丸，清息用之定有益。

郁火致消（善饥而渴目加瘭，心郁火燃当清阳明之热，以滋少阴）

生地　麦冬　生白芍　石膏　知母　西甘草

朱丹溪消渴方　生地　花粉　川连　藕汁　牛乳

烦劳心营热（肌瘦饥渴，是上中二消病）

乌犀角　元参　沙参　地骨皮　鲜生地　麦冬　柿霜　生

甘草

又 固本丸加人参

肝阳犯胃成消

石膏　生地　生白芍　人参　川斛　粳米　阿胶　知母 生甘草　麦冬　陈皮　佩兰

元阳变动，烁津成消（此甘缓和阳生津法）

河间甘露饮　炙黑草　生白芍　生地　麦冬　知母　生 枣仁

肾消（饥渴便浑，舌碎面赤，是阴虚阳气上燔）

六味丸加牛膝　车前　补足三阴

肾阴虚，胃火胀成消（脉左数能食）

六味丸加天冬　麦冬　龟板　女贞子　川草薢　旱莲

肾阴虚，心火亢（形瘦脉搏，渴饮善食，三消症也）

陈曰：古人谓入水无物不长，入火无物不消。河间每以益肾水、制心火、除肠胃燥热、济身中液枯是真治法。用玉女煎。三消症虽有上中下之分，其实不外阴亏阳亢，津液枯涸，热淫而已。当以仲景之肾气丸、《本事方》之神效散为主。肾气丸助真火蒸化，升津液，上承神效散，取水中咸寒之物，遂其性而治之。方用白海浮石、蛤壳粉、蝉蜕为末，以大鲫鱼七个，捣烂调服。

肾消两腿渐细，腰足无力，此因中消之后，胃热入肾，销烁肾脂,令肾枯槁,溲如膏脂。晋人云:肺主气,肺无病则气能管束精液。其精微者营养筋骨血脉。余者为溲。肺病则津液无气管束,而精微者亦随溲下如膏脂也。

白茯苓丸

茯苓　元参　人参　川萆薢　覆盆子　熟地　川连　川斛　蛇床子

白蜜为丸,磁石汤下。

附嘈症

嘈有虚实真伪,其病总在于胃。胃过于燥则火升,而嘈得食可止。久延便变消渴症。

阳升嘈杂

生地　柏子仁　茯神　麦冬　料豆皮　川斛

心肠热嘈,必烦热头汗

淮小麦　茯神　南枣　柏子仁　炙草　辰砂

血虚嘈杂（兼咽疮）

生地　麦冬　生白芍　炙草　天冬　女贞　火麻仁　茯神

肝阴虚发嘈（妇人半日一发,夜则更甚）

生地　清阿胶　茯神　天冬　紫丹参　白芍

陈参曰:脾阴虚则胃燥而有火矣。治当补脾阴,养营血,兼补胃阴,甘凉濡润,稍佐微酸。

脚气章

脚气脚膝时酸疼，赤肿兼患胀腹心。不肿热痛干脚气，气肿而痛湿气明。因风则麻因寒痛，呕吐喘急忧危临。寒温湿渗风宜汗，热下诸法须评论。又有下陷致跗肿，脾气虚弱胃气沉。脾坤静德乾健运，中气冲和清浊分。脾土受伤不制水，水谷之气下陷应。足跗肿者用何法，补中益气汤提升。

湿热跗肿，酸软（足背赤肿，皮亮溲黄）

川独活　猪苓　木瓜　黑栀皮　滑石　赤茯苓　泽泻　椒目　料豆皮　知柏八味丸

寒湿腿酸，跗肿痛

川桂木　熟附子　茯苓皮　蚕沙　川独活　宣木瓜　制香附　牛膝

脾阴虚寒，腿肚及跗浮肿（按指下陷，酸冷）

巴戟肉　猺桂　香附　於术　金狗脊　川附子　茯苓　独活　牛膝　宣木瓜　淡苁蓉　人参　炮姜　车前　五加皮　益智　山萸　山药

足三阴虚，脚背足心跗肿，气逆喘急，水泛为痰

熟地　虎胫骨　杜仲　白芍　龟板　人参　熟川附　杞子　香附　牛膝　茯苓　上肉桂　麦冬　干姜　陈皮　广沉香　五味　附桂八味丸

疝症章（七疝在肝，《内经》谓冲脉为病，又谓任脉为病。男子结七疝，女子带下瘕痕，同为肾经主之。胁中少腹皆肝脉，游行之所，气凝紧为腹聚，久结形为瘕疝。暴疝多寒，久疝多热。《素问》诸经之疝云：任脉为病，结七疝，督脉生病，为冲疝。脾传之肾，病名疝瘕，三阳为病，发寒热，传为癫疝。邪客于足厥阴之络，令人卒疝暴痛）

陈参曰：少阳上聚为瘕，厥阴下结为疝。

气冲疝（上冲心不得前后，能上不能下，为冲）

狐疝（夜出昼入如狐，乃肝木病）

㿗癃疝（肾脉滑甚为㿗癃疝囊，脓血溺秘，乃脾邪传肾也）

癫疝（顽痹不仁，丸大如升如斗）

厥疝（肝木乘脾，厥逆上升也）

疝瘕（脾传之肾，少腹实热而痛，状如黄瓜）

癃疝（足阳明病癃疝，脉滑为癃疝，乃肝木乘胃也，囊大脓血）

以上系七般疝气。

热郁于中，寒包热，小腹急痛连睾丸。导气汤加荔橘核，附姜故（破故纸）仲青通餐。偏坠不痛本肾气，苍芷滑（石）

半（夏）加可宽。妇人厥阴寒气聚，小儿食积治无难。

督任阳虚疝（气坠下结，升阳为主）

鹿茸　沙蒺藜　归身　鹿角　菟丝子　桂枝

奇脉阳虚疝（疝瘕绕脐，汩汩有声）

淡苁蓉　杞子　沙蒺藜　红枣　小茴香　归身　白茯苓

筋疝（怒劳所伤也）

淡苁蓉　小茴香　归身　胡桃　山羊肾　补骨脂　家韭子

茯苓　青盐　捣为丸

肝疝犯胃（纳食涌吐，宿疝上冲）

墨附子　淡吴萸　猪胆汁　淡干姜　川楝子

浊阴聚肝，络疝（脐旁动气，少腹结疝，睾丸偏坠）

淡苁蓉　枸杞子　白茯苓　安息香　归身　小茴香　川连

川楝子　广木香　吴萸　延胡索　青橘叶　桃仁　穿山甲　炒

橘核　归尾　小茴香　郁李仁　山楂　泡吴萸　小青皮　左牡

蛎　葱白　川桂枝　建泽泻

膀胱寒湿，凝滞疝气（阴囊茎痛）

五苓散加防己　独活

郁怒肝疝，肿胀（用丹溪通阳泄浊法）

归须　橘核　小茴香　青皮　木香　炒山栀　青葱　川楝

子　香附　小茴　延胡索

久疝，湿邪热郁

川柏　龙胆草　山栀　芦荟　细辛　知母　海金沙　猪苓
泽泻　川连　木香　冬葵子　川桂枝　山栀　橘核　郁李仁
川楝子

又方　肉桂　当归身　鹿角　川芎　小茴　炙甘草　茯苓
生姜　羊肉胶为丸

疝兼疝母

阴疝久延，邪入肝络，少腹痛渐硬，结阴前后处筋痛。

淡苁蓉　穿山甲　杞子　归身　大茴香　黑川乌　水安息
鹿茸　黑豆　小茴香

陈参曰：疝不离乎肝，又不越乎寒。以肝脉络阴器，为至
阴之脏，足太阳之脉属肾络膀胱，为寒水之经。故仲景以温散
祛寒、调营补气为主，而子和又以辛香流气为主。谓肝得疏泄
乃愈，则金铃子散、虎潜丸二法是也。

喉痹章（经云：一阴一阳结谓之喉痹。一阴者手
少阴君火，心之脉气也。一阳者，手少阳相火，三焦
之脉气也。夫二经之脉并络于喉，故气热则内结，结
则肿胀，甚则痹，痹甚死。十二经唯太阳别下项，其
余皆凑咽喉。《内经》何以独言一阴一阳，以君相二
火独胜则热且痛矣）

喉痹总因风热冲，血虚虚火游行攻。更挟风痰喉间客，遂

有此症肿痛凶。缓者祛风与清热，急用桐油探吐松。

风火上郁喉痹（用辛凉清上法）

薄荷　射干　大力子　杏仁　绿豆皮　连翘　桑皮　马勃绒　滑石　西瓜翠

肺燥热喉痹

北沙参　川斛　桑叶　地骨皮　川贝母　元参　花粉　绿豆皮　苡仁芦根　枇杷叶　百部

浊秽上受，咽喉肿痹（此清降开灌法）

连翘　广郁金　山栀　广橘皮　马勃　大力子　杏仁　竹叶丸

气分热毒喉痹

银花　马兜铃　连翘　芦根　川贝　白金汁　通草

又方　杏仁霜　甘草　苦桔梗　川贝

阴虚火炎喉痹（日久不愈）

生地　元参　鸡子黄　阿胶　麦冬　糯稻根须

又六味丸　方内加牛膝、莲子、芡实煎丸皆可。又复脉汤加天冬、牛膝，去生姜、桂枝。又猪肤汤。

少阴喉痛（肌肉消烁，下焦易冷，骨髓已空）

用填髓法：生羊骨髓、猪骨髓、鹿角胶等分，捣为丸。

陈参曰：喉症古方法治法用辛散咸软，去风痰，解热毒为主，如元参升麻汤、《圣济》透关散，及玉钥匙、通圣散、

《普济》消毒饮，皆缓本而以治标为急者也。恐缓则伤人，故急于治标。

陈曰：近时喉痹之证，多因失血从水，不制火而起。治法以滋水敛阳为主。

宜宗丹溪之说。

耳病章（肾开窍于耳，心寄窍于耳。耳为清空之窍，阳交会流行之所。一受风热火郁之邪，及水衰火实，肾虚气厥者，皆致耳鸣失聪）

耳为肾窍病属肾，肾虚耳聋不能听。少阳脾湿绕耳中，邪气感之耳鸣应。湿热扰胃胃火炎，亦致耳鸣红肿甚。右属阳明左少阳，肿而出脓风热病。

风温上郁耳鸣

温邪暑热火风侵窍，用轻可去实法轻清泄降。

薄荷　杏仁　通草　苦丁茶　菊叶　荷梗　连翘　桔梗　马勃　绿豆皮　银花　川贝　羚羊片　大力子　元参　蔓荆子　荷叶汁　夏枯花　滑石　鲜竹叶　石膏　黄芩　益元散　连翘　山栀

胆火上郁耳聋（头痛耳胀，治法与上略同）

青蒿　丹皮　象贝　石决明　桑叶　山栀　连翘　滁甘菊

郁伤心肾，胆火上炎，耳聋

清泄耳鸣，病由于郁，用煎方，以清少阳，丸药以补心肾。

生地　夏枯草　山栀　生草　丹皮　女贞子　赤苓　白芍　五味子　茯神　辰砂　磁石　建莲子　沉香

丸方用熟地　龟板　麦冬　牡蛎

气闭耳鸣

连翘　川朴　木通　苦丁茶　杏仁　广皮　防己　鲜荷叶汁

肾虚耳聋

阴虚阳亢，内风上施蒙窍，当壮水制阳，填阴镇逆，佐以咸味入阴，酸味和阳。

大熟地　锁阳　牛膝　磁石　萸肉　龟（板）心　茯神　远志　秋石　五味

八十高年耳聋（且下虚上实，当填补下焦）

六味丸加磁石　龟板　五味　远志

陈参曰：耳病治法不外乎通阳镇阴，补心益肾清胆等法。体虚失聪，治在心肾，邪干窍闭，治在胆经。

目病章（经云：五脏六腑之精华，皆上注于目。目者肝之窍也，肝与胆为表里，肝液胆汁充足，目乃能远视，故无论外感内症，皆与肝胆有关。六淫之邪，风火与燥气居多，内起之症，肝胆与心肾为多）

白睛属肺曰气轮，乌球属肝曰风轮。大小眦心曰火轮，上下胞脾曰肉轮。瞳神属肾曰水轮，五脏五轮多肝经。目得血养视乃明，肝有风热目病生。

风温上郁目赤（左脉弦）

桑叶　夏枯草　连翘　草决明　菊叶　青菊花　苦丁茶　桑皮　料豆衣

燥热目赤且痛

鲜荷叶　山栀　赤芍　绿豆皮　夏枯草　生草　菊叶　苦丁茶　料豆衣　薄荷　桑白皮　连翘

暑热郁蒸目红

桑叶　谷精珠　通草　绿豆衣　米仁　望月砂　茯苓

木火上郁目赤疼肿

羚羊片　夏枯草　桑叶　谷精草　石决明　丹皮　绿豆皮　米仁　连翘　炒山栀　生地　菊叶

血络虚热，眼痛，白上红丝

羚羊片　连翘　川桂枝　青菊叶　丹皮　秦当归

脾肺蕴热（目胞浮肿，不饥不运）

桑皮　大腹皮　苡米仁　通草　茯苓　广陈皮　生姜皮

阴虚火郁（微寒汗出，下有痔漏，左眼疼）

六味丸去萸肉，加白芍，蔓荆子。

胃虚肝风（右眼多泪，心嘈杂）

嫩黄芪　归身　煨姜　大白芍　茯神　大枣

肝阴虚（左目痛热泪，翳膜）

桑叶　望月砂　黄甘菊　石决明　杞子　料豆衣　赤首乌
小胡麻即黑芝麻

肝肾虚目痛（治法同前）

熟地　归身　茯神　白蒺藜　萸肉　五味　菊花　柏子仁
生地　山药　桑椹子　大天冬　杞子　谷精草

陈参曰：治法外感者必有寒热，头痛鼻塞，骨疼，脉见紧数浮洪方可清散。内固者如肝胆之风热盛，当散热除风，如肾经之水。火衰，当壮水益火。若阴血虽亏，而风热未尽，则当审其缓急，相参而治。

鼻病章（经云：肺和则鼻能知香臭。又云：胆移脑，令人辛颏鼻渊，传为衄蔑瞑目，是知初感风寒之邪，热于久则化热，热郁则气痹而窒塞矣。蔑，音蔑，鼻出血也）

无形之气运于鼻，鼻塞声重风寒被。胆热移脑鼻渊生，喜饮鼻赤伤肺气。

清邪郁久肺气窒塞（鼻起红椒，当开上宣郁法）

蔓荆子　连翘　鲜荷叶　苦丁茶　滑石香　白芷

精虚鼻渊（脑髓不固，淋下无秽气，此劳怯之根也）

天真丸　人参　西芪　白术　天冬　山药　淡苁蓉　当归
羊肉

热壅肺气

知母　梨肉　贝母煎膏

脑热鼻渊兼左鸣左甚

初用苦辛凉散法　山栀　飞滑石　羚羊片　苦丁茶　夏枯
草　菊叶　连翘　久则用咸降滋填镇摄法　虎潜丸

又方　大熟地　虎骨　锁阳　羯羊肉　归身　怀牛膝　龟
板　陈皮　肥知母　白芍　加法天冬　淡菜　猪脊筋

口病舌病章

口属脾经舌属心，舌和五味自知音。肝热口酸心热苦，脾
热口甘疳亦生。肾热口咸虚则淡，寒亦口咸食酸明。肺热口辣
内热苦，口干欲饮皆热因。

心脾郁热，口舌生疳，唇赤且燥

小生地　生甘草　麦冬　鲜石斛　滑石　炒山栀　生薏米
银花　连翘心　通草

湿温郁蒸（口舌满布糜疳，唇红秽气，胃火胸烦）

淡豆豉　犀角尖　黑山栀　金石斛　花粉　鲜生地　羚羊片　净银花西甘草　川贝　青蒿子　连翘　淡竹叶　郁金　鲜苇茎　野蔷薇　花露　荷花露　枇杷叶露　玫瑰露

牙痛章（牙痛不外风火虫虚，此但言其痛也。他如牙宣、牙稿、牙疳、牙菌、牙瘟穿牙、去骨槽风、走马青腿牙疳之类，皆由乎湿火热毒，肝郁湿痰，蕴结牙床。须分上下二齿，辨明手足阳明及少阴之异）

木生于土牙生床，床本阳明牙肾乡。下床嚼物大肠属，上床不动胃经当。牙宣肿痛胃湿热，竹叶石膏是主方。

温邪上蒸牙疼（痛连头颠，用玉女煎法）

火郁牙痛（连顶颠，属厥阴）

犀角　玄参　生草　连翘　夏枯草　羚角　知母　银花　山栀

风热牙痛（龈胀头痛，用轻清泄上法）

芦根　西瓜翠　连翘　滑石　绿豆皮　银花

阴虚火炎牙痛（嗜饮，牙宣，衄血，咳血）

人中白　鲜石斛　大泽泻　旱莲草　生牡蛎　绿豆皮

牙痛后络痹（颊车穴，闭口不能张，用宣通法）

羚角片　煨天麻　制僵蚕　桂枝尖　炒山栀　炒丹皮

骨槽风痛（或缓或甚，连空穴胀痛甚，心烦）

先用阳和汤法　猺天桂　鹿角胶　大熟地　净麻黄　白芥子　甘草

走马青腿牙疳即名牙啸，牙龈出衄紫色，口臭，脉反涩细，两腿青如靛，此湿热郁火蕴结阳明，肝肾阴亏。

犀角　石膏　知母　怀牛膝　银花　玄参　郁金　生地熟地　丹皮　人中白　麦冬　旱莲　女贞子　连翘　碧玉散茯苓　龟板心　炒山栀　羚羊片　生草　川石斛　川贝　安南桂料豆衣

《医学妙谛》卷下终

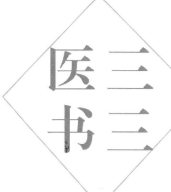

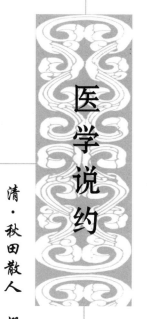

医学说约

清·秋田散人 撰

提要

　　夫中医载籍，汗牛充栋，欲求提要钩元成一种有系统、合乎科学法程、约而精当之书，洵戛戛乎其难哉不为。裴氏读有用书楼藏书中，有秋田散人所著《医学说约》一卷，足以当之。其内容先提纲后分目，提纲下别列风寒暑湿等门立论，分目下由风寒暑湿等门中再列各门之见证立论，论中又各列证因脉治。淘沙取金，引经据典，一书已赅万卷，爰特付刊，以惠中西医家。

序

间尝渔猎方书，不啻汗牛充栋。然不明其要，虽多亦奚以为？故自《素》《难》而下，其说详矣。使未能耳而目之，亦何从探其秘奥、采其精微乎？固知不事乎博，无遽求约，既得其约，无更骛博，此不特技术然也，而技术为益切。予小子既乏五能，徒穷五技，岂敢逞其私智，以妄谈医学哉！盖自王大父青莎公以折肱行世，而家严又善继之，予既已废书箅裘宜继，故尝留心于斯道者久矣。然每以寡闻渺见为虞，而蠡测管窥，不无醯鸡瓮犬之诮。曩年习馆于羽仁吴氏，始得略参万一焉。羽翁者，国手也。伊侄允成予，忝一日之长门下高足，若刘周诸子莫不术效长桑。予得饮其上池，从而求教。虽学步邯郸，殊深自愧，而得其片语未尝不口诵心维而笔志之。兹因贫有余间，得折衷于载籍，纂成一偏，名曰《说约》，亦聊以见其旨而已。夫医学之深，虽千言万语不可以穷，而欲以微辞尽其大意，观者得毋少之乎！然与其言之详而汗漫无归，不如说之约而简略有要也。若曰道尽是矣，予小子则何敢。

秋田散人自识

医学辨正

绍兴张筱溥学使穷研医经，深悟脉理，他乞假归来，活人不少。晚年著这部书能发明轩岐的蕴奥，辨正后人的误解，又选定了一百六十种药品辨别性味，列在十二经脉后。后世研究医学的人可以作指南针。书凡四大本，木刻古雅，用中国赛连纸印刷，定价八角，研究医学者请速购。

目录

医学说约

秋田散人著

裘吉生校刊

杂症提纲

风

　　风为百病之长，中之者必由先伤于内，后感于外也。气虚则阴血不长，血虚则热极风生。实因里虚为本，风痰为标，间有外触者，标中之兼症耳。初中宜驱风逐痰，若中腑则脉浮肢废，病在表，宜汗之。中脏则脉沉窍滞，病在里，宜下之。中血脉则脉不浮沉，六经无症，二便自通，但口眼㖞斜。病在半表半里不宜汗下，宜和之。至于中经，则脉亦平等，肢不能举，口不能言，病只在手足阳明二经，宜补血养筋以治之。而左瘫右痪又当调其营卫，逐其风痰，未可偏于养血补气也。大抵重于外感者，先驱外邪，后补中气。重于内伤者，先补中气，后驱外邪，或主散风而补损佐之，或主滋补而散邪佐之，又岂可执一乎？其脉浮迟者吉，急疾者凶。此真中风也。若类中风者，有寒中，有暑中，有湿中，有火中，有虚中，有气中，有食中，有恶中。寒则温之，暑则清之，湿则渗之，火则降之，虚则补之，气则调之，食则消之，恶则辟之，随症而施治之可也。外有伤风者，感冒犹轻，但鼻塞声重，新咳而脉浮大者，是其病在肺，实则解其肌表，从汗而发，虚则固其卫气，兼解风邪。兼火者，宜外发。内和食停者兼消，痰盛者兼逐。因于热者，兼清之，则正气伸而邪气解矣。

寒

中寒者，寒邪直中阴经，唯有三阴虚实内外之别。太阴则脉沉细而中脘痛，吐利腹满；少阴则脉沉迟而脐腹痛，昏沉肢冷；厥阴则脉沉微而小腹痛，唇青厥逆。当随症温之。若感冒寒邪只在皮肤腠理，但头重眉棱骨痛，拘急恶寒，其势犹缓，一汗可散。其有兼风、兼食、兼气与劳等症，当参酌治之。

暑（静而中者阴症，中暑。动而中者阳症，中热）

暑症有二：静而中者阴症，内伤阳气不越，病必头痛恶寒，大热无汗，宜发散。动而中者阳症，外感热伤元气，病必面垢少气，热渴有汗，宜清暑。其脉皆虚。若肠鸣水泻者，肠胃受之。恶心者，胃口有痰。二者皆冒暑，躁乱不宁。身如针刺者，热伤肉分，此为伤暑。三者宜解散之。凡暑入心则昏闷，入肝则眩晕，入脾则昏睡，入肺则喘满，入肾则消渴。此五脏症也。

湿

湿者，土之浊气，属脾。脾虚则不能制水也。水浆生冷为内伤，阴雨湿地为外感。脉浮主缓，缓为在表，沉缓为在里。大抵在上宜发汗，在中下宜利水，在下宜升提，所谓开鬼门、洁净府为上下分消之法，而提气则水亦行也。其症身重且痛，喘胀，关节不利。若风则眩晕，寒则挛急，暑则烦渴，痰则涎溢，热则发黄。著肾则肢重，著脾则肢浮，须汗之、渗之、燥之、补之。

燥

燥者阳明金气，肺为火烁也。然热主消耗，热极而风生。寒主收敛，寒极而凝结。不特热能燥，而寒亦能燥，不可不知也。且肺不生水，肾不生精，脾不生涎，肝无滋养，血液皆枯，是又以虚为本，寒热为标耳。其脉紧涩者寒，涩数者热，浮弦者风。滋阴降火，泻心润肠，岂非治之大略乎。

火

火内阴而外阳，主乎动者也。故凡动皆属火，大怒则火起于肝，醉饱则火起于胃，悲哀则火起于肺，房劳则火起于肾。窃闻之矣。而掉眩为肝火，愤郁为肺火，肿满为脾火，疮疡为心火。经不又云乎自二火五火而外，名类纷纷，其实一气。气气有余，即是火矣。气滞则真元变为烈焰，水衰又不能制之，轻则口糜便秘，重则喉痹吐红，甚则热极生风，风痰内鼓而为瘫痪等症。治宜实者泻之，虚者补之，郁者发之，寒感者散之。轻者降之，重则从其性而升之。阴虚者，补阴则火自降。火盛者，从治乃可制狂。其脉主洪数，当随部断之。

脾 胃

脾为五脏之源，胃为六腑之海，纳受能盛，动化常健，中州建而百病不生。然其性喜温喜燥喜流通，若冷湿黏滞，一有伤之即有吐泻痞满诸症。凡饮食饥饱、风痰寒热、劳役思虑，种种病因，虽当兼治，总以补元气为一，以中宫为人身之根本也。其脉（异脉是病）多缓，若气口倍人迎，为不足内伤。右关沉滑为有宿食，兼浮紧洪数者，皆病脉也。脾脉弦者木克土耳，病亦未退。

气

百病皆生于气，其实火为之祸耳。所谓不足为气，有余为火也。其症怒则气逆，喜则气缓，悲则气消，恐则气下，寒则气收，热则气泄，惊则气乱，劳则气耗，思则气结。其脉长则气治，短则气病，数则气热，上盛则气喘，下盛则气胀，代则气衰，细则气少。凡气病脉小则退，盛则进也。治宜补不足、泻有余，总以调气为主。或虚则补母，实则泻子，以三脏治本经之虚实则得矣。

血（今人唯知肝虚则血虚，余谓肝虚不过无藏血之地。若脾健而能生血，肝岂得虚哉！犹诸土厚而滋木，焉得枯？唯土薄瘠干，燥木自凋零。故欲养肝血，不如先养其脾阴，斯治本矣）

血者生化（关系处）于脾，总统于心，藏受于肝，宣布于肺，施泄于肾，配于气而充于体者也。若血从火起，错经妄行，从肺溢曰鼻衄、曰咳嗽，从胃溢曰呕吐，从肾出曰咯唾、曰血丝，从溺出曰淋浊，从便出曰肠风脏毒、痔漏。大抵皆阳盛阴虚耳。其脉寸盛则上溢，尺盛则下渗，关盛则呕吐，芤数则火冲。微迟为吉，搏大为凶。治之之法，未见血宜消宜和，已见血宜凉宜活。旧血未尽宜化，新血未生宜补，而脾胃切紧事，尤不可不保也。

痰

痰饮皆因湿土为害，脾为生痰之源，复其健运则自化矣。心经热痰脉（主滑）洪滑，肝经风痰脉浮滑，脾经湿痰脉濡滑，肺经燥痰脉数滑，肾经寒痰脉迟滑。此五种痰也。积久则发为溢饮，虚悬流走为悬饮，旁流胸胁为支饮，伏于隐曲为伏饮，积于肠胃为积饮。此五种饮也。火郁则稠黏，阴虚则咳血，伤于酒食则胁痛，风则青，湿则黑，寒则白，热则黄。大要以顺气为主而燥脾为佐，当兼治也。

郁

郁者，遏抑不舒畅也，怒气伤肝脉（主沉），沉弦为气郁。悲哀伤肺脉，沉涩为湿郁。谋虑伤神脉，沉数为火郁。饮食伤胃，脉沉滑为食郁。肝伤血动，脉沉芤为血郁。丹溪虽有气、血、食、痰、湿、热六症，不外水郁折之、火郁发之、金郁泄之、木郁达之、土郁夺之之治。折者抑之，制其冲逆。发者汗之，令其疏散。泄者渗泄，令其分消。达者吐之，令其条达。夺者下之，令无壅凝。要必理气为先，消积次之。

热

热乃阳病，阴虚则内热，阳胜则外热，内外皆热必喘且渴也。昼热在气，夜热在血。上焦热则渴，中焦热则躁，下焦热则结。表热则翕翕，里热则蒸蒸，半表里热则不甚。心热在血脉，肝热在肉下，脾热在手足，肺热在皮毛，肾热在骨髓。风热则头痛，湿热则身痛，食热则腹痛。虚热则无定，实热则有常。发热则暴，劳热则蒸，潮热则如疟，往来寒热则时作。又热极生寒，寒极生热，大热似寒，大寒似热，其症多端，不可执一。要必清各经之气血，补其虚，泻其实，其大法也。热（主数）脉必数，兼症可即类推矣。

虚

虚者寒热，因虚而感也。感寒则阴盛而阳虚，感热则阳盛而阴虚。心虚则怯，小肠虚则浊，肝虚则挛，胆虚则恐，脾虚则泄，胃虚则吐，肺虚则咳，大肠虚则痢，肾虚则腰痛，膀胱虚则癃，气虚则表虚，血虚则里虚，脉必（主软缓微弱），软缓微弱，此其常也。大约心虚补血，肺虚补气，脾虚补中，肝虚缓中，肾虚补清兼用。虚则补母之法，则虚可治矣。

杂症分目

风 门

头 眩

头眩者气体虚衰，火动其痰也。即有因风者，亦必有痰，故曰无痰不能作眩。脉必上溢下空，其症风则脉浮项强，寒则脉紧拘痛，暑则脉虚烦渴，湿则脉细垂重。大抵内虚宜固本，外邪宜和解，肥人宜清痰降火兼补气，瘦人宜滋阴降火兼抑肝。脉必浮弦滑数者吉，虚搏涩脱者凶。

头 痛

头痛多主于痰，痛甚者火多耳。脉必浮弦而滑。若太阳则脉浮而发际痛，阳明则脉长而额前痛，少阴则脉弦而头角痛，太阴则脉沉必吐痰，腹满而痛，少阳则脉微沉而脑痛，厥阴则脉微缓而巅痛，血虚则脉芤而星星，气虚则脉大而眩晕，食积则脉紧而饱后即痛，痰涎则脉滑而眉棱亦痛。大抵风则抽掣，寒则拘急，热则烦心，湿则头重，痰则欲吐。治宜清痰降火，兼散风邪。至于偏头痛，亦属少阳，左属风与血虚，右属湿痰与热。又当随症治之，如手足青而寒者，又为真头痛，不可治也。脉浮滑者生，短涩者死。

头　风

头风起于过暖，反致受寒，太阳则眉棱至脑后痛，脉浮紧弦数。阳明则痛达齿颊，脉洪弦数。少阳则耳前后左右痛，脉浮弦数，即偏头痛也。太阴无症。若少阴则虚烦不眠，脉虚数微弱，即血虚头痛也。厥阴则畏寒肢冷，脉沉弦急。当审左为血虚，右为湿痰，久为火郁，而治其风热与痰。

面　风

面风浮肿属阳明胃经，大抵虚则能食，热则不食，阳盛则面热，阳衰则面寒，胃热则面疮。须辨而治之。

目

目病属风热、血少、神劳、肾虚，脉必弦洪而数。在表宜除风散热，在里宜养血安神。眼皮红烂宜泻脾，两眦肉绽宜泻心，白上红筋宜泻肺，两轮肿痛宜泻肝，瞳昏作痛宜泻肾，多泪作痒宜疏风，瞳神无光宜补肾，视物昏花宜补气，干枯宜补血，羞明宜补气，眼眶胀痛宜抑肝顺气，目眩不定宜宣风去痰。统治宜四物，以目主肝，肝藏血也。然脾为诸阴之首，目为血脉之宗，若不兼理脾胃，岂治本者哉。

耳

耳者肾之外候，水涸火炎则痒且鸣。左属肝火，右属相火，脉必洪数，治宜泻火补水。停脓作痛则去风热，聋则调气开关。若病后阴虚火动，必补血降火。

鼻

鼻为肺窍，鼻塞则感风寒，宜疏风发汗，鼻渊则外寒束内，热宜散之，鼻衄则血不归经，宜清之。至若伤酒则生鼽，伤风则干痛等症，不可不用凉剂也。

口舌唇

口病热极则糜烂，中虚火上炎怒属于热，是以肝热则口酸，心热则口甘，脾热则口苦，肺热则口辛，肾热则口咸，胃热则口淡，热甚则口臭，宜泻火滋肾。舌病外因强短，内因则肿长。肾虚则淡黑，肺痰则胀，肝衄则疮，以至重舌、木舌，莫非心火为炽，以舌乃心之苗也。治宜凉膈泻心。唇病属脾，风则瞤动，寒则掀翻，热则干裂。血虚则淡，气虚则肿，又当从脾胃补泻之。

牙

牙属肾，牙床属胃。又胃脉贯上龈，大肠脉贯下龈也。动摇者肾虚，宜滋阴补肾。口臭者胃热，宜安胃泻火。呷风则痛者，肠胃有风邪，宜清热去风。若生疳出血，皆热症也，总以降火为主。

痛 风（麻木附）

痛风者，湿痰浊血流注为痛，肝木病也。血热之际，三气相侵，热得寒而凝，受湿而着，遇风而闭，是以作痛。其症风则脉浮汗黄，寒则脉紧掣髓，湿则脉细重痛，热则脉数烦疼，内伤则刺痛，食积则停痰，血气虚则不荣理。治宜行气活血、流湿疏风，久则带补，其大要也。若麻木，是为不仁，麻属气虚，久麻则气血为风痰所凑。木属湿痰，死血久，木则气血凝滞，外挟风寒，此不特痛风为然。

痹

五痹者，春为筋痹，夏为脉痹，长夏为肌痹，秋为皮痹，冬为骨痹。又风胜为行痹，脉浮，宜散风。寒胜为痛痹，脉紧，宜散寒。湿胜为着痹，脉涩，宜散湿。至如气虚则麻，湿痰瘀血则木，又宜和血通气，消痰逐瘀，当与痛风参看，不可补之太早也。

斑 疹

斑者，心火克肺，故红见皮肤，乃热毒也。然有阴阳之分。脉如洪数为肠胃风热之标病，谓之阳斑，宜表里清之。脉如迟缓为肺脾心肾之阴火，谓之阴斑，宜温散之。疹如蚊迹，起伏隐现，非比斑有锦纹，此必结胸。下痢宜清散之。盖少阳相火发为斑，少阴君火发为疹，白轻红重而紫黑危也。脉者血之波烂发斑血见皮肤，其脉必伏，须细察之。

寒 门

咳 嗽

咳者，有声无痰，肺气伤也。嗽者，无声有痰，脾湿动也。咳嗽者，有声有痰，伤肺气动脾湿也。治嗽以治痰为先，治痰以理气为本。其症火则面赤，湿则有声，郁则发喘，顽则如膏，清则不粘，风则顿出，寒则恶寒，酒则内热，食则浓黄。五更嗽为食积，上午嗽为胃火，午后嗽为阴虚，黄昏嗽为火浮于肺。若干嗽则阴虚火动。咳脓血者，须防肺痿、肺痈，皆难治也。自表入者，病在阳，宜辛温散邪。自内生者，病在阴，宜甘以壮水，润以养金。其脉风浮、寒紧、湿细、热数，痰涎则滑，房劳则涩，脾则濡，肝衰则短，肺伤则浮短。大约浮大者顺，沉伏者逆也（与痰门参看）。

心 痛

心痛者，包络痛也。古有饮、食、风、冷、热、悸、虫、疰、气九种，须知郁气则否结而脉沉微，急宜主调气。瘀血则隐隐而脉沉弦涩，宜主和血。痰涎则结碍而脉滑，宜主消痰。若久郁则痛不甚而止发无常，脉必涩弱虚数，宜开郁调气血，兼清热。痛在胃上下者，胃脘也。气郁则脉沉，痰凝则脉滑，火郁则脉弦数，食停则滑紧，受寒则脉紧，伤热则脉数，蛔厥则脉无定，瘀血则脉涩，胃虚则脉弱。理气驱痰、降火消食、除寒去热、安蛔逐瘀、暖胃，须随症治之。凡痛，脉沉细者吉，浮弦者凶。若真心痛者，大寒犯心，或污血冲心，手足俱青，乃绝症也。

腹　痛

腹痛必因血脉凝涩，虽主于寒，亦有热者，必张闭拒按，喜寒，脉实气粗，新病年壮，补心不效者也。反此皆寒。太阴则中脘痛，少阴则脐腹痛，厥阴则小腹痛。又寒则绵绵，热则不常，食则欲便，痰则溺涩，火则肠鸣，虫则吐水，气则痞闷，瘀血则不移，虚则不思饮食。寒者温之，热者清之，虚者补之，实者泻之，结者散之，留者行之，浊气在上者涌之，清气在下者提之。治之大法也。考脉沉小者生，浮大者死。

暑　门

疟

疟者，阴阳相争，即指营卫言也。阴胜则寒，阳胜则热。先寒后热为寒疟，先热后寒为温疟，热而不寒为瘅疟。虽寒热本属少阳，亦有六经形症。邪在三阳（风热暑湿）为外感，宜汗宜吐。邪在三阴（生冷积滞）为内伤，宜温宜和。其脉多弦，迟则寒，数则热，代散者危也。语曰：无痰不成疟。故必兼治其痰。

痢（尺脉滑主痢，大小肠脉亦居焉。今之列于
心肺者误矣。又肾为门户，故现于尺也）

痢者，外感（暑湿）兼内伤（积滞），血（心）因气滞
（肺）也。故曰和血则便脓自愈，调气则后重自除。伤气则白
（肺并大肠），伤血则红（心并大肠）。热则赤紫，寒则清白，
湿则豆汁。虚劳则滑脱，虫则如肝，风则青，食则黄，皆大小
肠积滞为病。古人所谓以名为滞下尔。如鱼脑者，脾伤也。如
鱼卤者，肝伤也。如屋漏水者，肾绝也。下纯血者，死症也。
须以饮之喜冷喜热，腹痛之缓急，喜按拒按，脏之阴阳，胀与
不胀，脉之有力无力，溺之冷热，病之新久，质之强弱，分其
虚实。大抵白宜调气，红宜清血，黄宜消积，纯血宜消血，后
重宜下，腹痛宜和，身重宜除湿。脉弦宜去风，脓血稠黏宜
竭，身冷自汗宜温，疫痢宜解毒，噤口宜除热，休息宜大补风
邪，外束宜汗，鹜溏宜温。表者发之，里者下之，上者涌之，
下者竭之，表热者疏之，溺闭者利之，盛者和之，去者送之，
过者止之。初宜推荡，后宜补益。此治法也。泻属脾，利属
肾，脉宜微小，不宜浮大。

霍　乱

霍乱者，邪在上则吐，邪在下则利，邪在中则吐且利。有
干湿之分，皆风火湿热为害，乃饮食所伤也。初起宜饮盐水探
吐，忌用米汤，总宜分利阴阳，散风行湿降火，使清升浊降则

安。其症转筋者风，厥逆者寒，烦渴者热，体重者湿，痞满者郁。若得吐利，此湿霍乱也。脉浮洪者吉，微迟者凶。其有上不得吐，下不得利，壅塞正气，谓之干霍乱。此症多危。外有小腹痛，便冷气结者，此房劳伤也，须活血调气，勿误为霍乱，妄投冷水，殆不可救。

湿 门

痞 满

痞满者，中满也，与胀不同。胀则内外俱胀，痞则内痞，外不胀，皆土邪耳。其右关必浮弦，除伤寒下早外，实则便结，虚则便通，食则欲吐，痰则涌涎，火则内热，气则郁结，中虚则如刺，瘀血则碍阻，宜升胃气，治以血药，不可全用利导。大概与湿同治，使上下分消可也。

泄 泻

泻本属湿，湿胜则濡泻也。脉迟喜热不渴为寒，反此为热。五泄者，胃则色黄，脾则腹胀，大肠则色白，小肠则便脓，大瘕则里急后重。又五更下者，肾泄也。糟粕不化者，鹜泄也。完谷者，飧泄也。下水者，洞泄也。大肠不固者，痰泄也。肠鸣腹痛者，火泄也。食入即下者，直肠泄也。胁痛者，肝泄也。下白沫者，风泄也。名虽不同，总宜补脾为主，利水次之。寒者温之，热者清之，食者消之，气者行之，实则泻之，虚则补之，其脉与痢同断。

黄 疸（黄肿附）

疸者，湿热郁于脾胃。其症有五：热渴身肿汗黄为黄汗，食已即饥。爪目皆黄为黄疸，食即腹胀。眩晕体黄为谷疸，鼻燥胫肿，为酒疸。发热恶寒，额黑溺闭为女劳疸。湿胜则黄晦，为在表，热胜则黄明，为在里。又伤寒阳症发黄有六：太阳则蓄血，必如狂结胸，因下早也。少阳则风热湿也，太阴则痞气也，太阴并阳明则湿热，必溺涩也，太阴并少阳则寒热也。若脉细身寒，自汗自利，则阴黄也。大抵内伤不足宜补，新病有余宜消。食者消之，上则汗之，下则利之。脉不洪数或微涩者，虚弱也。若近掌无脉，口鼻黑者，为难治。外有黄肿一症，亦宜补脾去湿，兼消食谷虫（即俗名黄胖也）。

肿 胀

肿者水肿，有形之水在手足头面；胀者鼓胀，无形之气只在胸腹。外肿轻、内胀重也，皆脾土湿热为病，其本在肾，其末在肺。以脾主运行，肺主气化，肾主五液而制水。生金者脾也，阳症热而实，阴症寒而虚。凡肿阴起在肾，腹起在肚，唇起在小肠，面起在脾，胁起在骨，项起在膈。凡胀虚则软，实则坚。外感则寒蔚，内伤则气滞，食则痞满，虫则善食，癥瘕则不眠，水则有声，血则便瘀。大概朝急为气虚，暮急为血虚，朝暮俱急为气血两虚。先胀后肿，溺赤便结，脉数色红气粗者为实，反此者虚也。总宜补脾养肺，滋肾行湿，利小便。脉如浮大者生，虚小者死。

腰　痛（股痛附）

腰者肾之腑，转摇不能，肾将惫矣。太阳则项连尻，少阳则如刺，阳明则不可顾，太阴则遗溺，少阴则引背脊，厥阴则反张。虚则肾衰宜补，风则牵引宜散，寒则拘急宜温。闪挫则宜行气，重着则宜去湿，瘀血则宜逐，湿痰则宜消，热郁则宜清，气滞则宜导，脉必沉弦。风则浮，寒则紧，湿则细，闪则实，当类推也。又有股痛者，酸痛为湿，筋挛为血受寒，髓冷痛为髓受寒，产后痛为恶血注下，连腰痛为伤精，并附于此。

疝（偏坠、小肠气、膀胱气、妇人阴疝、小儿偏坠附）

疝者，厥阴肝病，湿热在经，寒气外束，其症有七，各属一脏。寒疝囊冷结硬宜温，水疝囊肿发痒宜逐水，筋疝茎肿筋缩宜降心火，血疝如瓜在小腹旁宜和血，气疝连肾及阴宜散风，狐疝卧则入腹行立则出宜逐气流经，癫疝囊大无痛痒宜去湿。又气闭为肺痹，气逆为息贲，痛则为肺疝，宜清散心郁。肢冷为心疝，宜温散气冲。胀呕为脾疝，宜化湿热理痰。囊肿赤痛为肝疝，宜清散分利之。里急受寒，痛连腰肾为肾疝，宜温补兼分消。大抵寒则多痛，热则多纵，湿则肿，虚则坠。在血分则不移，在气分则多动，去其湿热，和其气血，以寒因热用之法治之则邪去矣。其脉牢急者生，弱急者死。又睾丸一大一小者，偏坠也，宜去其湿。上冲肝肺，控引睾丸，上而不下者，小肠气也，宜逐其寒。小腹肿痛，囊大溺难者，膀胱气也，宜利其水。若妇人小腹内痛，结如鹅卵者，阴疝也，亦宜去寒。若小儿偏坠者，食积也，宜消食行气，此属脾不属肝。按：睾丸有二：左属水，故寒收则血泣而下注左丸。右属火，故气郁则湿聚而下注右丸。患左者（属寒）痛多肿少（属寒），患右者痛少肿多（属湿），不可不知也。

脚　气

脚气本于肾虚，肿者专主湿热，便闭，无汗而渴，脉数，为干脚气。初宜散，中宜和，末宜润下，无补法也。此属三阳，反此者为湿脚气。亦初散、中和、末则清补，此属三阴。汗下、温和、升降总宜，除湿热，调血气，利节散风。

燥　门

三　消

消渴皆肾经受病，水竭则火炽，血枯则液干也。上消属肺，多饮少食，二便如常，宜流湿润燥。中消属胃，多食便秘，宜下。下消属肾，溺淋如膏，宜养血壮水。统宜养肺降火，生血滋肾。脉实可治，弦小者危。

秘　结

五秘者，风、寒、气、虚、热也。总属津液干枯。风则能食，气则腹胀，寒则面青，虚则后重，热则溺赤。又病后津枯，年高血少，及脾约症，皆致燥结，脉多沉伏而结，调气和血，清热补虚，则燥润而结通矣。

火 门

吞 酸（吞酸与吐酸不同，盖吞则欲出不出，
仍复咽下，吐则吐出酸水）

酸者肝木之味，乃湿热在胃口耳。脉沉为气郁，兼数为热郁，兼滑为痰，伤食者必兼嗳气等症，抑其肝火，兼消食痰则胃和矣。

胁 痛（季肋痛附）

胁痛属少阳，本肝经病，左为怒火死血，右为痰食七情。负重劳伤闪挫瘀血属有余，脉弦数者宜疏利之。忧郁悲哀房劳伤损属不足，脉弦芤者宜清升补益。又季肋痛者属痰，连小腹者为血积，宜消痰行血。

遗 滑

遗滑皆相火所动，湿热所为，以主藏者肾而主泄者肝也。有热则流通者，有心不摄肾者，有思欲不遂者，有伤色滑泄者。尺脉必数，去湿热，降相火，安心神，滋水脏则止矣。

赤白浊

赤浊属小肠火，湿伤血也。白浊属大肠金，湿伤气也。宜

燥湿降火，或升提之。心虚者宜清肾，虚者宜补，其尺脉洪数与遗滑同。

淋（气血石膏劳）

五淋皆属于热，肾虚则溺数，膀胱热则水涩也。气淋遗沥脉沉弱，血淋茎痛脉涩数，石淋溺砂尺有力，膏淋如膏脉洪数，劳淋痛引气冲脉沉数。又肾虚死血，老人气虚，痰热隔滞，亦皆成淋。总宜清心补肾，解热利水，不可发汗。

小便不通

小便不通属气虚血虚，有实热痰气闭塞者，皆宜吐之，气升则水自降也。肺燥宜清肺，肾热而膀胱不利宜泻火，脾湿不运宜燥脾，大肠泻则小肠竭，宜分利。气滞宜通，实热宜清，大虚宜补，气结宜提，孕妇宜升举，老人宜补肾，其脉必浮弦涩。

小便不禁

小便不禁，心肾气亏也。赤属热，白属寒，肺虚宜补气，膀胱虚宜涩脱。挟寒宜温肾，挟热宜清心。老人下元不足，寒者居多。小儿脬气未固，热者居多。妊妇遗尿宜清热，产后遗尿宜补阴。其脉迟寒数热，可类推也。

脱　肛

脱肛属气虚、血虚与热也。病后气陷脉虚宜补气。病后血虚脉涩宜补血。阳明火性下迫，脉数宜清火。老人血燥，产后血虚，脉涩无力宜滋补。久痢脉虚宜补脾，小儿久泻脉弱宜补益，皆宜兼用升提。

喉痹

喉痹者，俗名乳蛾，乃相火冲逆也。火者痰之本，痰者火之标。火性急速，故病发暴悍，且吸门为人身之门户，若卒肿痛，水浆不入，语言不通，其病危矣。治必大涌其痰，或刺其肿处，急则治其标也，脉必洪数。

脾胃门

伤食

伤食者病在脾胃，脾胃为水谷之海，无物不受。然饮食自倍，肠胃乃伤，涌于上则呕吐，积于中则痞满，注于下则泄泻，生冷则受寒，坚硬则不化，酒酪则中湿，油腻则积滞。挟风寒痰气则发热停结，种种病因，未可悉举。其脉气口洪滑，若微弱者为里虚，人迎浮必兼外感也。消食健脾，固不待言，大约始则在上宜吐，继则在中宜消，终则在下宜下。

积聚癥瘕痞块

积者阴气，血之所积，五脏所生，其发有根，其痛有处。其脉结伏聚者阳气，气之所聚，六腑所成，其发无根，其痛无常，其脉浮结，左属死血，右属气食，中属痰饮，其实皆太阴脾土之病。正气不足，邪气踞之，不攻何待？然急攻则正气转伤，唯初宜用攻，中宜攻补相兼，末宜用补去之。及半，纯用温补，所谓大积大聚衰其半而已。如寒者热之，结者散之，客者除之，留者行之，坚者削之，按者摩之，咸以软之，苦以泻之，全其气而补之，随其所利而行之，随机应之可也。成块曰癥，或有或无曰瘕，痞即脾之否，积块即癥之类，治亦同法。盖癥者征也，实有征验之谓。瘕者假也，亦假物而成之谓。痞者否也，不通之谓。而块则有形矣，可辨而治之。总不可以峻削，以病非一日而成，可一日而愈乎？

气　门

气　滞

气滞皆因湿热痰积所致，上滞则痞满，中滞则刺痛，或周身，下滞则秘，须散，大破气，养血补虚，其脉必沉。

血　门

吐　血

吐血属胃实，肝经受伤也。阳盛身热脉数为积热怒火，必先痰后血，宜凉血行气。阴盛身凉脉迟为心力劳伤，必先血后痰，宜滋阴。脉大而芤，呕血同治。

衄　血

衄血，热溢肺胃也，宜凉血为主。若不止，必气郁也，须调气，气行则血自归经。白者为衁，红者为衄。

咳血嗽血唾血咯血

咳血属肺，嗽血属脾，随唾出者属肾，咯则胞络受伤，红丝则肺肾俱伤，总宜滋阴降火。

溺　血

溺血心经受热，小肠火炽也。暴热实热者宜利之。若因虚损房劳，宜滋阴补肾。

便　血

便血腹痛者为肠风，略痛者为脏毒。清者风也，红者热也，黑者热甚也，黯者寒也，浊者毒也，不痛者湿也，糟粕混者食积也。初宜和血祛风，久宜止涩补脾。若先血后粪，血从大肠来也，谓之脏毒，宜清大肠之火。先粪后血，血从小肠来也，谓之结阴。便血宜清小肠之火，前后杂见，血从脾胃来，宜凉血。

痔　漏

痔者，食积大肠所致，所谓肠澼为痔也。虽有牛奶、鸡冠、翻花、蜂窠、穿肠等名，总以凉血为主，而泻火和血，或宽润升提，自宜兼治。谷道左右别出一孔，流脓血水，名曰痔漏，须以温暖内补，凉剂外敷。

痰 门

喘 哮

喘者，火逆上气不下也。火烁肺气，气衰则喘，其盛者，肺中之火耳。气虚火入肺者，宜补气。阴虚火克金者，宜壮水。风寒宜散，湿气宜渗，暑邪宜驱，肺热宜清，痰壅宜消，气郁宜发，停饮宜吐，火实宜降。其脉浮滑者吉，涩数者凶。气促曰喘，有声曰哮，总由痰火内郁，风寒外束所致，治实相同。

恶心嘈杂嗳气

恶心属胃虚，脉必紧滑，宜温中散寒。若郁火，脉必滑数，宜和中清利。久病体虚，脉必虚微，宜补益元气。此症停痰者多，总宜豁痰开胃。嘈杂者气满痰结为本，痞满火郁为标，宜顺气消痰降火。若血少胃虚，得食即止者，宜补之。嗳气者，胃中有火也，宜消食豁痰，顺气开郁。

呕吐哕

呕吐哕总属于胃。呕者有声有物，气血俱病，属阳明。吐者有物无声，血病，属太阳。哕者有声无物，气病，属少阳。上焦吐者气也，脉浮而洪，食已即吐。中焦吐者积也，脉浮而迟，或吐而痛，或痛而吐。下焦吐者寒也，脉沉而迟，朝食暮吐，暮食朝吐。总以平胃为主。其症气则眩晕，食则满闷，寒则厥冷，热则便结，痰则不止，水则怔忡，瘀血则腥，客风则热，暑则烦渴，气虚则胀，虫则咳痛，须分治之。脉必滑数而弦虚细者易，实大者难也。

呃　逆

呃逆者气逆上冲，土败木贼也。不足者，劳役伤脾则阴火上炎，久病中虚则寒火相搏，宜补之。有余者，饱食则不降，痰郁则不舒，宜导之。脉浮缓可治，弦急无力者难也。

噎膈反胃关格（五噎：食噎、气噎、劳噎、忧噎、思噎。五膈：热膈、寒膈、气膈、恚膈、忧膈）

噎膈反胃总属血液衰耗，胃脘干枯也。槁在上者能饮难食，为噎膈。槁在下者食久复吐，为反胃。食不得入，是有火也；食入反出，是无火也。噎膈属热，反胃属寒，然亦勿拘。审其阴伤火旺者养血为急，脾伤阴盛者温补为先。而顺气消痰，补血开郁，养胃清火，润肺滋燥，可相兼也。其脉数为热，滑为痰，数而无力为血虚，缓而无力为气虚，寸关沉涩为气结，寸关沉大为气满。大抵宜滑数不宜紧涩。关则溺闭，格则吐逆。寒在上、热在下也。人迎大气口四倍为格，气口大人迎四倍为关，此症多危，须吐提之或下之，犹或可救耳。

痓 痉

痓者强劲，本气虚风气胜，故无汗，为刚痓。痉者结滞，血气虚，湿气胜，故有汗，为柔痉。伤寒过汗成痓，此外感也，宜解散。若血气本虚，或七情怒气及湿热内盛，痰壅经络，产妇血虚，此内伤也，宜补虚降火，敦土平木，清痰去湿，勿作风治。伤寒脉弦急为刚，迟濡为柔，内伤脉沉细为湿，微为气血虚，数为热，滑为痰，须辨之。

痫

痫乃三焦胞络虚火为病，火为本，痰为标也。与颠痓相似，但颠属心，痫属五脏。痓症身强不醒，痫症身软如苏耳。痫虽有三五名目，其实脉浮身热惊掣啼唤者，病在六腑肌肤，为阳痫易治。脉沉身冷不惊掣啼唤者，病在五脏骨髓，为阴痫难治。降火为主，豁痰佐之。

颠 狂

颠乃重阴，病属五脏。狂乃重阳，症属六府。颠则颠呆多喜，如醉如痴。若心虚则胆怯，肾虚则失志，脾虚则不乐，肺虚则悲忧，肝虚则怒。虽有痰火不足之症，宜补勿泻。狂则狂妄多怒，登高而歌，弃衣而走，逾垣上屋，骂詈不避亲疏，此气火有余之症，有泻无补。大概心经蓄热者清之，痰迷心窍者豁之，产后血迷者行之。脉实者死，虚者生。

惊悸怔忡健忘

惊悸者，心忪跳动，有时而作，心伤火郁而生痰也。其寸脉必动而弱，宜壮胆和血，安神。怔忡者，心中振动，时时而然，气血虚而火动也。左寸右尺脉数，宜调气补血，降火。健忘者，转盼遗忘，心肾不交，神明乱而精气伏也。脉必沉滑涩数，宜补肾养心，兼消痰顺气。

虚　门

发热恶寒

发热恶寒者，由感冒而发，比传经热症邪犹轻耳。阳气虚，邪乃入，或时气受寒，或形寒受病，邪正相争而为热。热后邪深，怯寒无汗，宜扶阳气以泄表热，邪从汗解矣。若感寒发热，脉浮紧，宜汗之。伤寒发热，脉浮滑，宜消之。劳力发热，脉无力，宜带补。阳虚发热，脉亦无力，宜扶阳。阴虚发热，脉数无力，宜清补郁热。脉虚弦数，宜凉血散热。烦热，脉虚数，宜补元清肺养心。劳热，脉芤涩数，宜活血除蒸。若阳虚恶寒，脉微弱，本无寒而若怯，是为真寒，宜温补。内热恶寒，脉沉数，是为阳盛格阴，宜滋补。

自汗盗汗

汗为心液，肾主五液，凡汗症必由心肾虚而得也。心虚不能卫外则自汗，肾衰不能内营则盗汗。然有寒热之分。寒乘阳虚而发汗，必冷，宜温补；热乘阴虚而发汗，必热，宜清热。大抵肺虚宜固其皮毛，脾虚宜壮其中宫，心虚宜益其血脉，肝虚宜禁其疏泄，肾虚宜助其封藏。脉大而虚，寸浮而濡，则为自汗，尺浮而濡，则为盗汗。

痿

痿者热症也，心火克金则肺热叶焦，肝木无制而侮所不胜。泻火则肺清而木不实，不致伤脾。补水则心泻而金不虚，不致肺热。此症属虚，有补无泻，非若痹之有泻无补。盖痹病在表，麻木难受，病于经络。痿病在里，精血不足，受病于脏腑也。脉多浮大，或微滑，不宜虚涩，亦不可作风治之。

厥

厥者，手足逆冷，阴阳不相接也。寒厥即阴厥，阴盛阳衰，唇青四逆，脉沉伏，宜温中散寒。阳厥即热厥，热极化寒，冷不过肘膝，脉数有力，宜清凉解散，苦寒利之。痰厥，痰涌昏愦，宜先吐后导。气厥暴怒，肢冷面青，脉伏，宜顺气。血厥昏晕，肢冷，宜降火。蛔厥胃寒，脉沉，宜安蛔理中。尸厥体僵口噤，脉沉，宜补元。凡厥而不醒，必先通关而后治其本病。

劳瘵

劳瘵者，阴虚内热，火升则痰与血病也，脉必虚数。干嗽宜降火，喘急宜顺气，吐血咳痰宜凉血消痰，骨蒸劳热宜清，面赤足冷宜降，自汗盗汗宜敛，洒淅恶寒宜除热，腰疼骨软宜补元，梦遗鬼交宜补虚清心，此大略也。但脾肾者，水为万物之元，土为万物之母。脾为肺母，金实水源则土不克水而肾安，肾兼水火，肾安则水不助木克土，而火又能生脾也。故曰土旺而金生，勿拘于保肺，水旺而火息，勿急于清心。常法皆保肺清心，须知补中滋肾，是为要耳。

妇人门

经　闭

女病皆自心生，心燔火炽则经闭矣。虚热者宜清之，血枯者宜补之，气血俱虚者宜兼补之。因于怒者宜顺气，因食生冷者宜温中，坠胎伤血者宜养血，脾胃不和者宜补气调胃，肥人宜宽中。大抵外感则血滞宜通，内伤则血枯宜补，若心脉动，尺不绝者，有妊也。

月事不调（血鼓、血癖、热入血室附）

经者上应于月，故名月事。然必与气相配。气若不调则月事亦不调矣。成块者气凝也，将行作痛者气滞也，来后作痛者气血虚也，色淡者亦虚也，有水混之也，错经妄行者气乱也，紫者气热也，黑者热甚也。先期来者为血热宜清，后期来者为血虚宜补，色淡稠黏者为痰宜化。将来先腰腹痛者为血滞而气不至，宜行气。既止复痛者为血虚而气不收，宜补血。来止无定者为气不调，宜调气。一月二三至者，气虚血热，宜补气凉血。累月不至为血枯，宜养。数日不止为血脱，宜止。小腹连胃脘胀紧，此因气食而成，谓之血鼓，宜破血通气。留滞两胁小腹，此因经来触怒，或感风寒而成，谓之血癥，宜破血软坚。适来适断，寒热如疟，谓之热入血室，宜和解之。

崩　淋

崩淋因冲任伤损，气血俱虚，有虚有热，以虚则下溜，热则流通也。崩者如土之崩，血热气虚，不能摄血，宜凉血补气。淋者如水淋漓，郁热气滞，宜调气清热，必通利之。

带　下

带下属湿热，肾虚白属气热，入大肠也，赤属血热，入小肠也。其病必腰痛，主束带之处而名之耳。总宜除湿、去热、补肾。

胎　前

胎前总要清热养血，兼调气。其脉不宜细小。初孕恶阻呕吐，为胎碍其肝，宜平肝顺气。三四月心气痛为胎碍其心，宜缩胎降气。八九月腰痛为欲产，宜安胎。临月溺涩为胎压膀胱，宜利水。临月遗尿为胎寒下逼，宜温胎。胎痛为血少，宜补血。胎动为火逼，宜降火。胎漏为血虚动火，宜补血降火。

肢浮溺涩为子肿，宜利水。胎气冲心为子悬，宜降气。脚胕浮肿为子气，宜调气。小便淋沥为子淋，宜通利。风寒成嗽为子嗽，宜清散。若痢则宜归连，泄则宜二术。即使伤寒疟疾必以安胎为先定，寒热为次，此即三禁法也，总不可汗吐下。至如月分所属，一肝、二胆、三心、四胞络、五脾、六胃、七肺、八大肠、九肾、十膀胱，须知之。脉离经者，欲产也。

产　后

产后必先逐瘀，然后大补血气，其脉不宜洪数。大约血晕者降之，儿枕痛者攻之，寒热者补之，身浮者利之，子肠不收者升之，血入心经者清之，血冲发狂者下之。若伤寒，当从中治中，风亦禁汗下，痢则养血平胃而已。

《医学说约》终

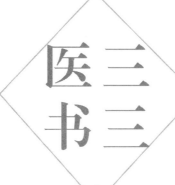

三三医书

医书

医脉摘要

清·萧滌唐 撰

提要

　　本书上、下两卷，署为"萧廉泉先生所著"。同社陈龙池君，从友人李宇仁君处录示。李君酷嗜医籍，亦在旧书肆中所得原署"希琴叠研斋主人手抄"，未刊稿也。其间，鉴别证候之疑似，并验舌诊脉之方法，附以时方歌、药性赋，为医学入门之阶梯，与第一集第五种《医阶辨证》互相发明。古今医籍中不可多得之作，惜未审萧先生何许人也？有知者，应惠函相告，俾表扬以志勿谖。

序

李君宇仁精于医，生平以搜罗医籍，为药且精于鉴别。偶见元明旧刻及前贤秘本，必重价购得之，虽质典，亦所不惜。自颜其斋曰"味异"，足见其所好之深也。予与李君有同嗜，朝夕过从，相与纵谈医学。往往夜深忘倦，而李君亦乐而忘返也。辛酉岁暮，朔风猎猎，细雨霏霏，予偶造其庐，见案头置一册，颜曰萧廉泉《医脉摘要》，下署"希琴叠砚斋主人手抄"。询之，系新得之旧书市者。假归一读，其选摘辨别至精至当，后附时方歌、药性赋，亦简洁可喜，盖亦医学中之识途老马也。亟录一过，置诸案右，以供浏览。因志数语，以弁于简端云。

中华民国十一年壬戌春三月上浣广陵龙池氏陈宗抟识于守一斋

目录

医脉摘要　卷上

庐陵萧涣唐廉泉氏辑

广陵陈宗搏较订

绍兴裘庆元刊行

发热辨

伤寒发热，多兼恶寒，有仲景成法可循。唯杂病发热，颇类伤寒，不可不辨。凡脉数、发热、头痛而身不痛、右脉或紧或滑而左脉平和者，伤食也。夏月，四肢发热、身体沉重、胸膈烦闷，但不恶风、不头痛者，湿热相搏也；一身尽痛，发热日晡时剧者，风湿也；身热而烦，但头不痛、脉不浮紧、不恶寒者，虚烦也。春夏之交，发热而渴，或微恶寒、左脉大于右者，温病也；身热、头痛、自汗、多眠、阳脉浮数、阴脉濡弱者，风温也。夏月，脉虚、身热而喘乏者，伤暑也；四肢发热，口唇干燥、烦闷不宁、而身不热者，脾热也。每日晡时，憎寒壮热、脉数盛而有痛处者，痈毒始发也。（原注：又有夜间发热，天明则退，或自汗出者，乃血发热，热在荣分，故不作渴，也宜清荣之剂）

太阳为先天之主阳，其热发于荣卫，故一身手足壮热。阳明乃太阳少阳相合之阳，其热发于肌肉，故蒸蒸发热。少阳为半表半里之阳，其热发于腠理，时开时合，故往来寒热。此三阳发热之分也。太阴为至阴，无热可发，因为胃行津液以灌四旁，故得主四肢而发热于手足，所以太阴伤寒，手足自温；太阴中风，四肢烦疼耳。少阴为封蛰之本，若少阴不藏，则坎阳无蔽，故有始受风寒，而脉沉反发热者，或始无表热，八九日来热入膀胱，致一身手足尽热者。厥阴当两阴交尽一阳初生，其伤寒也，有从阴而先厥后热者，有从阳而先热后厥者，或阳进而热多厥少，或阳退而热少厥多，或阴阳和而厥与热相应。此三阴发热之分也。

伤寒发热，得汗则解。若汗出而热不退，或为风，或为湿，或风湿相搏，或风温不解，切勿专用发表之药。初病时之热，为虚实热，或表实或里实也。大病后之热，为虚热，或阳虚或阴虚也。

潮热辨

潮热有作有止，如潮水之来，不失其时。若每日申酉时发热，此阳明胃实也，宜下之。若潮热于寅卯，则属少阳；潮热于巳午，则属太阳，宜分别治之。

有潮热似疟、胸膈痞塞、背心疼痛、气弱、脉弦，服补药不效者，此痰饮随气而潮，故热亦随饮而潮也，宜涤痰之剂。

有气口脉滑，当薄暮发热，明日复止者，此内有宿食也，宜消食之剂。

有阴虚发热，夜热而朝退者，或产后下血过多，或内伤失血不止也，宜养阴而兼清火。

小儿发热辨

心热者，额上先赤，心烦，心痛，掌中热而哕，或壮热饮水，巳午时甚。肝热者，左颊先赤，便难，转筋，寻衣捻物，多怒多惊，四肢困倦，寅卯时甚。脾热者，鼻上先赤，怠惰嗜卧，身热，饮水遇夜益甚。肺热者，右颊先赤，手掐眉目喘咳，寒热饮水，日西热甚。肾热者，颏下先赤，两足热甚，骨节如虫蚀热甚，不能起于床，夜间益甚。仍当辨其虚实：实则面赤，气粗，口燥唇肿，作渴饮冷，大小便难，或掀衣露体，烦啼暴叫，仰面而卧，睡不露睛，手足指热；虚则面色青白，恍惚神缓，口中虚冷，嘘气软弱，喜热恶寒，泄泻多尿，或乍凉乍温，怫郁惊惕，夜出虚汗，屈体而卧，睡露睛，手足指冷。大抵阴虚则内热，阳盛则外热。以手轻按之则热，重按之不热，此皮毛血脉之热，热在表也；重按之筋骨之分则热，轻按则不热，此筋骨之热，热在里也；不轻不重按之而热，此肌肉之热，热在表里之间也。壮热者，肢体大热，热不已则发惊痫；温热者，肢体微热，热不已则发惊搐。壮热恶风寒，表之虚热也；不恶风寒，表之实热也。壮热饮汤，为津液亏，里之虚热也；壮热饮水，为内火炽，里之实热也。

恶寒辨

发热恶寒发于阳，无热恶寒发于阴。病人身大热反欲近衣者，热在皮肤，寒在骨髓也；身大寒反不欲近衣者，寒在皮肤，热在骨髓也。

阳乘阴者，腰以下至足热、腰以上寒，宜栀子豆豉汤吐以升之，或用升阳散火汤以达之。若阴气上争，心腹满者，死。阴乘阳者，腰以上至头热、腰以下寒，桂苓丸以导之。若阳气上争，得汗者，生。（原注：阳邪陷入阴分，阴邪上干阳位二层，为辨证关键）

内伤恶寒，得暖便减。外感恶寒，絮火不除。恶寒者，周身毛窍被寒遏郁，不得阳气以卫外，故皮毛洒淅，虽向火覆被，不能御其寒也。人身八万四千毛窍，太阳卫外之气也。若病在太阳之气，则通身恶寒。从头项而至背膂，太阳循行之经也。若病在太阳之经，则背恶寒。恶寒之外，又有身寒，着衣重复而身尚冷，乃三焦火热之气不能温肌肉也，急温之、灸之。

背恶寒者，背为阳气行道，或阴邪凝滞，或阳极似阴，故恶寒也。若寒邪在里，口中和而背恶寒者，属少阴证，宜附子汤；阳邪陷内，口燥渴而背恶寒者，属阳明证，宜人参白虎汤。若心下有留饮，背寒冷如掌大者，宜十枣汤。若湿痰凝聚背心，时有一块冷者，宜苓桂苍术甘汤加半夏、南星、芥子。

寒热辨

阳盛则热，阴盛则寒。重寒则热，重热则寒。（原注：热极生寒，寒极生热，所谓亢则害也）

阳虚则外寒，阴虚则内热。阳盛则外热，阴盛则内寒。

风气客于皮肤之间，内不得通，外不得泄，腠理开则洒然，寒闭则热。而闷其寒也则减饮食，其热也则消肌肉，使人怢慄而不能食，名曰寒热。

往来寒热少阳证。寒热相因，小柴胡。如疟，寒热三五发，太阳麻桂等汤除。

伤寒伤风辨（原注：风伤卫，卫主气，阳也。寒伤荣，荣主血，阴也）

伤寒郁而后发热，伤风初起热即发。伤寒肢冷脉浮紧，伤风肢温浮缓脉。伤寒恶食汗涕无，伤风能食汗涕出。（原注：风为阳邪，寒为阴邪）风寒相因相离少，三阳俱有恶寒风，恶风属阳法从表，三阴恶寒不恶风。

自　汗（原注：汗出而表不解者，或为风邪未尽，或为风湿相搏）

自汗在太阳，为风邪，桂枝汤证也；在阳明，为热越，白虎承气汤证也。若表虚自汗者，宜玉屏风散；阴虚盗汗者，宜当归六黄汤。

头　汗（原注：邪盛则汗，必热。阳脱则汗，必冷）

头为诸阳之会，瘀热在里，不能发越，故热蒸于头，但头汗出也。有发热而头汗者，宜清理湿热。有水结而头汗者，宜温散水气。若火邪疫邪而头汗者，或白虎汤清之，或承气汤下之。唯虚阳上脱，汗出如珠者，不治。

手足汗

四肢者，诸阳之本，胃主四肢。今热聚胃中，逼其津液旁达于四肢，故手足溅溅然汗出也，宜急下之。若虚寒已极，手足出冷汗者，宜四逆汤。

发汗有二法，湿邪用香燥药发汗，即以去湿燥病，用滋润药滋水，即以作汗。凡脉微，汗冷如膏，手足厥逆而舌润者，亡阳也，宜温药救阳；脉洪，汗热不黏，手足温和而舌干者，亡阴也，宜凉药救阴。（原注：止热汗，用浮小麦一两、大枣七枚，水煎服）

头　痛

头痛少阳盛两边，太阳连项厥阴巅，阳明在额眼眶甚，太少二阴痛亦连。

三阴经皆有头痛，身必发热，各随其经治之。若无热，干呕，吐涎沫而头痛者，厥阴经证也，宜吴茱萸汤；若疫证头胀痛如破者，胃家邪实，气不下降也，宜承气汤；若痰厥头痛者，时重时轻，宜半夏白术天麻汤。

外感头痛，痛甚不休；内伤头痛，乍痛乍止。昼痛暮止者，气虚也；暮痛昼止者，血虚也。

身 痛

身痛而发热无汗者，表实也，宜麻黄汤。身痛而不能转侧者，风湿也，宜桂枝加附子汤。身痛如被杖者，阴证也，宜四逆汤。身痛而脉迟者，血虚也，宜黄芪建中汤。若劳伤，身痛、脉虚、体倦者，宜补中益气汤。

头 重（原注：浊阴寒湿之邪，上干清阳之位，故使人头重）

太阳项强恶寒，而头重不能举者，表邪也，宜汗之。若阴阳易病，眼中生花者，宜烧裈散。若杂病，百节解散者，宜补剂。若湿痰随气上升而头重者，宜涤痰利湿。

头 眩

上虚则眩。头旋者，为眩运；头昏者，为眩冒。有因风、因痰、因火、因虚之不同。

项 强

项背几几（音殊）强太阳，脉浮无汗葛根汤；有汗桂枝添葛入，脉沉栝蒌桂枝方；结胸项强如柔痉，大陷胸丸下必康；但见少阳休汗下，小柴去（半）夏入（栝）蒌良。

痉

痉病汗多血液伤，恶寒身热脉弦长，颈项强急面目赤，头摇口噤背反张。

咽痛、咽痒

咽痛有二，脉浮数、面赤、吐浓血而咽痛者，阳毒证也；脉沉迟、手足冷、或吐利而咽痛者，少阴证也。咽痒亦有二，或实火上攻，或虚火上冲，随证治之。

耳　聋

耳暴聋者，邪传少阳之经也。未汗者，宜和解；已汗者，宜养阴。若脱精而耳聋者，虚极之候也，宜补中益气汤合六味地黄汤治之。

胸胁满

邪气传里必先胸，由胸引胁少阳经。胸满桂枝加杏仁，胁满宜和小柴平。干呕潮热胸胁满，大柴加硝两解行。

心下痞满、结胸、脏结

不应下而下之，实邪留结，则硬满而痛，为结胸（宜陷胸汤）。虚邪留滞，则硬满而不痛，为痞气（宜泻心汤）。热微而头汗者，水结胸也（宜半夏茯苓汤）。漱水不欲咽者，血结胸也（宜桃仁承气汤）。若未下而胸满者，邪尚在表也，宜小柴胡汤加枳桔。若状如结胸、舌苔白滑、饮食如故、时时下利者，脏结也，难治，宜用温散之剂。

阳证痞硬为热痞，大黄黄连泻心汤。汗出恶寒寒热痞，附子泻心芩连黄。

腹　满（原注：满而可按者，为虚满；而不可按者，为实）

腹满而痛者，为里实，当下之，宜承气汤。腹满时减者，为虚寒，当温之，宜参夏朴姜甘草汤。若吐利而腹满者，属太阴证，宜理中。（原注：脏寒生满病。）

小腹满（原注：脐下为小腹，小腹左右为少腹）

脐下满而小便利者，畜血也；小便不利者，畜水也。若厥逆尿白者，阴寒凝结也，宜桂附吴萸。（原注：肾虚，则寒动于中，当温之）

烦　躁

烦出于心，阳盛而内热也。躁出于肾，阳浮而外热也。太阳有不汗出之烦躁，宜大青龙汤。阳明有心下硬满之烦躁，宜大承气汤。少阴有吐利厥逆之烦躁，宜吴茱萸汤。若汗下之后身无大热，脉沉微而昼日烦躁者，阳虚也，宜附子干姜汤。若不烦而躁，面赤身热，欲入水而不能饮水者，阴盛格阳也（原注：戴阳证），宜白通加人尿猪胆汁汤（原注：冷服）。唯结胸证具而烦躁、恶寒蜷卧而烦躁者，不治。

不得眠（原注：凡病喜仰卧者，实热；喜合面卧者，
　　　　　虚邪；喜向里卧者阴证）

夜以阴为主，阳不入阴，故烦躁不得眠也。或汗后而心血大虚，或热甚而神气不宁，或新愈而阴气未复，各随见证治之。又有胆气虚而不眠者，宜枣仁汤；胃不和而不眠者，宜半夏秫米汤。（原注：开目欲见人者，阳证也。闭目不欲见人者，阴证也。目中不了了，睛不和，目赤、目黄、目眩，皆热证。瞪目直视，目胞陷下，戴眼反折，皆难治）

欲　寐（原注：足太阳之筋，为目上纲。足阳明之
　　　　　筋，为目下纲。热甚而目不开者，筋纵也。
　　　　　寒甚而目不瞑者，筋急也）

阳虚则欲寐，脾亏则嗜卧。汗出、身重而鼾睡者，风温也。唇黑、声哑而多眠者，狐惑也。若汗下之后，身凉、脉静

而辄睡者，荣卫和也。

懊恼

懊恼者，心中郁闷也。或表邪内陷，或余热未清，或汗下之后水火不交，当随证治之。

衄血（原注：阳经热甚，迫血妄行，而上出于鼻也）

阳明衄血热在里，太阳衄血热瘀经。太阳头痛目瞑兆，阳明漱水不咽徵。衄后身凉知作解，不解犀角地黄清。未衄表实麻黄汗，里热犀角益连芩。

哕噫气

哕与干呕相似，其声浊而长。盖因胃气本虚或汗下太过，胃中虚冷；或恣饮冷水，水寒相搏，理中汤加半夏丁香主之。噫气者，中焦不和，不能消谷，故气逆不降也，宜香砂六君子汤；兼痞硬者，宜代赭旋覆汤。（原注：连声哕者，属中焦。声断续，时微时甚者，属下焦）

呃　逆（原注：呃逆从脐下起者，肾气虚寒也。在胸臆间者，胃热上冲也）

呃逆者，气由腹中上冲，其声连续也。有热逆而呃者，以柿蒂枇杷叶（原注：二味烧灰存性，竹茹汤调下）治之。有寒逆而呃者，理中汤加丁香、半夏主之。若水停者，宜分利。食积者，宜消导。火盛者，宜凉膈。痰壅者，宜开豁。唯久病作呃，乃除中之候，不治。

喘短气

喘息喝喝数张口，短气似喘不抬肩。促难布息为实证，短不续息作虚观。表喘桂麻加杏朴，里喘承气陷胸丸。水气正苓加葶苈，痰喘苏葶二陈全。

呕　吐（原注：朝食暮吐，脾寒也。食入即吐，胃热也。吐清水者，为寒。吐痰涎酸水者，为热）

有声无物曰干呕，有物无声曰吐，有声有物曰呕吐，多由表邪传里、里气上逆也。有胃热而呕吐者，脉弦数、口燥渴是也。有胃寒而呕吐者，脉弦迟、手足冷是也。有水饮而呕吐者，先渴后呕，呕而复渴是也。若太阳汗出而干呕者，宜桂枝汤；少阴下利而干呕者，宜四逆汤；厥阴吐涎沫而干呕者，宜吴茱萸汤。

口 渴

三法伤津胃燥干，阳往乘阴渴亦然。渴欲饮水少少与，莫使停留饮病干。太阳尿少五苓散，阳明大渴白虎先。少阳证具心烦渴，小柴去半加粉添。

若邪热聚胃，耗其津液，以致口燥舌干者，宜急下。若汗下太过，竭其津液，以致口燥咽干者，宜救阴。

悸（原注：火邪惊悸者，宜桂枝汤
去芍药，加龙骨、牡蛎）

悸者，心中筑筑然，动而不能自安，即怔忡也。有水停心下，心火畏水而不能安者，宜半夏茯苓汤。有发汗过多，液去心虚而无依者，宜归脾汤。

振

振者耸然动摇，由汗、吐、下后，气血大虚也，或以真武汤温之，或以人参养荣汤补之。

战 慄

身动为战，心惕为慄，阴阳相争之象也。正气胜而战者，得汗则解。阴气盛而慄者，助阳为急。

发 黄

湿热发黄头汗出，小便不利渴阳明。素有寒湿发汗后，黄从湿化太阴经。阳色鲜明阴色暗，太阳血蓄并狂生，表实麻翘赤小豆（原注：加甘草、杏仁、姜、枣，名麻黄连翘赤小豆汤），里实栀子大黄茵（原注：加黄柏、甘草，名栀子大黄汤），阴黄茵陈入四逆，便溏尿秘茵五苓。环口黎黑柔汗（原注：冷汗也）死，体若烟熏阳绝征。

发 狂（原注：阳邪并于阳，则狂。
阴邪并于阴，则颠）

神昏胃热重阳狂，或用三承（气汤）或三黄（石膏汤）。蓄血发狂小便利，少腹满痛属太阳。阳明蓄血大便黑，其人如狂而喜忘。劫汗惊狂频卧起，参（白）薇龙（骨）牡（蛎）茯神良。

发 瘢（附痧疹）（原注：斑疹邪在血络，只宜
轻宣凉解，误用升提则衄；或厥，或呛咳，
或昏痉，用壅补则霍乱）

伤寒疹斑失汗下，感而即出时气然。表邪伏郁荣卫分，外

泛皮肤血热缠。痧白疹红如肤粟，癍红如豆片连连。红轻赤重黑多死，淡红秽暗毒宜宣，化斑白虎去粳米（加玄参犀角），热甚三黄石膏煎。（原注：咽喉肿痛者，宜射干、牛蒡子、连翘、玄参）

谵语、郑声（原注：谵语而直视者、喘满者、下利者、脉短者，均不治）

谵语为实声长旺，乱言无次数更端。郑声为虚声短细，频言重复更呢喃。实主热邪宜清解，虚为神散独参煎。

胃有燥屎则谵语，邪热盛极亦谵语。大便秘而谵语者，宜大承气汤。大便通而谵语者，宜三黄栀子汤。大下血而谵语者，宜补血汤。温病谵语，宜清荣汤。（原注：伤寒谵语，舍燥屎，无他证。温病谵语，有因燥屎，有因邪陷心包）

循衣摸床撮空

一为阳明热极，宜承气汤。然脉实则可下，虚则难治也。一为汗下伤阴，宜独参汤。然小便利则生，不利则死也。若久病见此，乃神散之候，即死。

瘛 疭

瘛者筋脉急，急则引而缩也。疭者，筋脉缓，缓则纵而伸也。伸缩不已，名曰瘛疭，俗谓之搐。乃风痰为病也，故癫痫证多有之。

拘 急

有发热、头痛、身疼而四肢拘急者，为表证。无身热头痛而倦卧不伸、四肢拘急者，为阴证。若汗下后，筋惕肉𥆧而见拘急不仁者，乃气血虚弱，不能荣养筋脉也。

郁 冒

郁者，郁结而气不舒；冒者，昏冒而神不清，多虚寒证也。若瘟疫蓄热内迫而郁冒欲死者，宜下之；新产恶露不行而郁冒难禁者，宜行血。

怫 郁

此证多因汗不彻，阳气郁于肌肤，故蒸于头面，时赤时不赤也，宜微汗之。

摇 头

欲言而头摇者，里痛也。口噤而头摇者，痉病也。若直视摇头者，难治。

自　利

三阳下利则身热；太阴下利则手足温；少阴、厥阴下利，则身凉无热。大抵协热利者，脐下必热，渴欲饮水，发热，脉数，泄下黄赤也；协寒利者，脐下必寒，自利不渴，恶寒，脉微，泄下清谷也。

不大便

胃热津耗者，宜下之。汗后津竭者，宜导之。若瘥后食多，胃气难运而不大便者，消导为主；病后血少，肠胃燥结而不大便者，滋润为先。

小便不利（原注：点滴俱无者，为癃闭）

阴虚则小便难，宜六味地黄汤（去山萸，加白芍）。膀胱热则小便不利，宜五苓散。

小便数

小便频数者，肾与膀胱俱虚，而客热乘之也。虚则不能制水，热则水道必涩。

遗　溺

肾虚则膀胱之气不约，故小便出而不自知也。若热甚、神昏而遗尿者，当清心解热；阴寒厥逆而遗溺者，当温肾固气。唯直视遗溺，为肾绝不治。

厥　逆

手足寒冷为四逆，冷至肘膝为厥，由阳气内陷，不与阴气相顺接也。始发热，渐至壮逆不厥者，为阳厥，必喜水饮，溺赤，口干，脉沉而数也，宜白虎汤、承气汤。始不发热而厥者，为阴厥，必喜火熨，阴缩，爪青，脉沉而迟也，宜四逆汤。若小儿之病又有食滞而厥者，宜消食；痰闭而厥者，宜豁痰。

阳气衰于下则为寒厥，阴气衰于下则为热厥。凡阴厥胫冷则臂上冷，便利不渴，身倦嗜卧，神志尚清；阳厥则胫冷而臂不冷，狂乱谵妄，神志昏愦。

筋惕肉𥆧

过汗伤液，阳气大虚，筋肉失养，故惕然而跳、𥆧然而动也，宜真武汤。

蓄　血

蓄血者热结血瘀，故少腹急满也。太阳蓄血，小便必利；阳明蓄血，大便必黑，其人如狂，善忘，桃仁承气汤主之。

（原注：瘟疫蓄血去桂枝，加黄连、黄芩、黄柏、栀子、丹皮）

热入血室（原注：此证日轻夜重，谵语亦在夜间，由邪入阴分也）

妇人伤寒中风，遇经水适来，邪随而入，或经水适断，血热而结，其证寒热如疟，甚则谵语，宜小柴胡汤加生地、芍药、丹皮。

狐 惑（原注：其证卧起不安、恶闻食臭、默默欲眠、声哑者，宜甘草泻心汤；咽干者，苦参水外洗之；蚀肛者，雄黄烧烟熏之；脓成者，宜赤小豆当归散）

虫蚀下部，为狐。下唇有疮，其咽干，虫蚀其脏，为惑。上唇有疮，其声哑，由热深食少、肠胃空虚、三虫举而求食也。其证目闭神倦、面色无常，桃仁槐子治之。

漱水不欲咽

一为邪热作衄，一为瘀血停留。若阴盛格阳，虚火上炎而假渴者，宜白通加人尿猪胆汁汤。（原注：阳明经热，故欲漱水；热不在胃，故水不下咽。经中热甚，则迫血妄行，故必作

衄）

饥不欲食

胃气虚而客热在胸，故饥而不欲食也。若吐蛔者，宜乌梅丸。

百合病（原注：脉必微散）

病后余邪百合成，先察溺时头痛情。起居饮食不自主，药投吐利似神灵。汗后百合知母润，下后百合滑（石代）赭清，吐后百合卵黄补，发热百合滑石平，阴虚百合生地汁，渴用花粉牡蛎并。

发　颐

伤寒颐毒郁热成，失于汗下耳后生。红焮热痛宜消散，反此神昏命必倾。

食复劳复

新愈脏腑皆不足，卫荣肠胃未通和，多食过劳复生热，枳实栀子六黄瘥。（脉）浮（有表当）汗（脉）沉（有里当）下（无表里证当用）小柴解，燥呕竹叶石膏科，气虚补中益气主，阴亏六味倍参多。

阴阳易女劳复

大病新瘥，男女交合，互相传者，为阴阳易。但男病者，为女劳复。其证少腹绞痛、肢节解散、头重不举、眼中生花，男子则卵缩入腹，妇人则痛引阴中，俱用烧裈散或竹皮汤治之，得小便利、阴处肿退为愈。（原注：一用韭根一握，煎水送下五苓散，便利则愈）

蛔　厥（原注：吐蛔虫而厥也。蛔色赤而活者，属胃热，犹可治之；蛔色白而死者，属胃败，不治）

凡人胃脘忽痛忽止、身上乍热乍凉、面色时赤时白、六脉倏乱倏静、口中吐沫不食者，便是蛔厥之候，由胃虚邪盛、寒热错杂，宜乌梅丸。

干　呕

太阳干呕，则有头痛发热。少阳干呕，则有胸满胁痛。水气干呕，则有胁下引痛。若阴寒干呕，则外无表证，但脉沉肢厥，或吐涎沫，或下清谷，各随所见证治之。

戴　阳

阳邪不解而面赤者，为怫郁，必脉浮而手足温。虚阳上浮而面赤者，为戴阳，必脉虚而足胫冷。一宜桂枝汤小和之，一宜白通汤急温之，或加人尿猪胆汁为引。

合 病

三阳合病口不仁，腹满身重转侧难。谵语遗尿面垢汗，白虎生津益气原。太阳少阳（合病）芩芍草，太阳阳明（合病）葛根（汤）煎，少阳阳明（合病）表里急，大柴胡汤两解焉。

两感证（原注：表里俱病也）

一日太阳少阴病，头痛口干渴而烦。二日阳明太阴病，满不欲食身热谵。三日少阳厥阴病，耳聋囊缩舌焦卷。水浆不入神昏冒，六日气尽命难全。

阳证阴证辨

阳证身轻气高热，目睛了了面唇红，热烦口燥舌干渴，爪甲红兮小便同（亦红）。阴证身重息短冷，目不了了色不红，无热欲卧厥吐利，小便白兮爪甲青。

阳证似阴（原注：身虽冷而不欲近衣，神虽昏而气色光亮，脉必沉滑有力，乃假阴证也）

阳盛格阴身肢厥，恶寒烦渴大便难。（脉）沉滑爪赤小便赤，汗（之）下（之）清（之得）宜阴自完。

凡热极失于汗下，阳气亢闭，反兼胜已之化于外，或手足厥逆，或身冷如冰，血凝青紫成片，脉沉而伏甚则闭绝，似阴证矣。但烦渴、谵语、咽干、唇裂、舌苔黄黑、心腹痞满、小便短赤、大便燥结，知为内热。

阴证似阳（原注：身虽烦躁而引衣自覆，口虽燥渴而漱水不下，脉必沉细无力，乃假阳证也）

阴盛格阳色浅赤，发热不渴厥而烦，下利尿清爪青白，（脉）浮微通脉（四逆汤）复阳还。

凡阴盛于内，逼其浮游之火于外，面赤、烦躁、咽痛、身热、大便阴结、小便淡黄、惊惶不定、时常郑声，似阳证矣。但脉沉微而迟、渴欲饮水而不能饮，知为内寒。

太阴阳明见证（原注：足太阴脾，足阳明胃）

少阴、阳明俱属土，同主中州，病则先形诸腹。阳明为阳土，阳道实，故病则胃家实而非满。太阴为阴土，阴道虚，故病则腹满而不能实也。凡风、燥、热为阳邪，多犯阳明；寒与湿为阴邪，多犯太阴。阳邪犯阳，则饮食而不呕；阴邪犯阴，则不能食而吐。阳邪犯阳，则不大便；阴邪犯阴，则自利。

伤寒温病辨（原注：伤寒伤人身之阳，故喜辛温、甘温苦热，以救其阳；温病伤人身之阴，故喜辛凉甘寒甘咸，以救其阴）

伤寒由毛窍而入，自下而上，始足太阳。寒为阴邪，阴盛必伤阳，故首郁遏太阳经中之阳气，而为头痛、身热等证。温病由口鼻而入，自上而下，始手太阴。温为阳邪，阳盛必伤阴，故首郁遏太阴经中之阴气，而为咳嗽、自汗、口渴、头痛、身热、尺热等证。（原注：伤寒之邪自表传里，温热之邪自里达表）

气盛身寒，得之伤寒。气虚身热，得之伤暑。

中寒中暑中风辨

中寒卒然倒仆如中风者，乃严寒之气卒犯少阴，而厥逆无脉，此阳气大虚，不胜阴寒厉气也，必口鼻气冷而无痰声。中暑卒然晕倒如中风者，乃酷暑之气鼓运其痰，壅塞心包，此肾水素亏不胜时火燔灼也，必喘乏而无痰声。若中风卒倒，则必手足搐引，痰声壅塞于喉中，甚则如拽锯，于中风门求治法。

六腑病证歌

阳明胃病，腹胀面热，当心而痛，牵引两胁，食饮不下，气阻咽嗌。大肠病证，与胃相及，肠鸣濯濯，感寒即泄，当脐而痛，不能久立。小肠有病，小腹拘牵，腰脊疼痛，控引睾丸，耳前肩上，独热独寒。三焦病状，腹气不宣，实则癃闭，小腹尤坚，水溢而胀，决导失官。病在膀胱，肩上独热，小腹偏肿，痛而不息，以手按之，欲使弗得。胆病唾多，喜发太息，口苦嗌干，呕出宿汁，心下澹澹，恐人捕获。

五脏病证辨

心藏神，神有余则笑不休，不足则悲。肺藏气，气有余则喘咳上逆，不足则泄利少气。肝藏血，血有余则怒，不足则恐。脾藏形，形有余则腹胀、经溲不利，不足则四肢不用（原注：脾主四肢）。肾藏志，志其余则腹胀飧泄（原注：肾者胃之关），不足则厥。（原注：亦有脾虚而腹胀者，多因病，或误服攻下之药而成）

肝脉有病，其外证面青、好洁、善怒，其内证脐左有动气，按之牢若痛。其病四肢满，闭淋溲，便难，头痛，目眩，耳聋，颊肿，胁下痛引小腹。

心脉有病，其外证面赤、口干、善笑，其内证脐上有动气，按之牢若痛。其病烦心，心痛，掌中热而哕婉，胸胁支满，两臂内痛膺背肩胛间痛，胁下与腰相引而痛。（原注：心火并于肺则喜）

脾脉有病，其外证面黄、善噫、善思、善味，其内证当脐上有动气，按之牢若痛。其病腹胀满，食不消，体重，节痛，怠惰嗜卧，四肢不收，肠鸣飧泄，行善瘈，脚下痛。

肺脉有病，其外证面白、善嚏、悲愁不乐、欲哭，其内证脐右有动气，按之牢若痛。其病喘咳洒淅，寒热汗出，嗌干，肩背痛，尻、阴、股、膝、髀、腨、足皆痛。（原注：肺火并于肝则悲）

肾脉得病，其外证面黑、善恐欠，其内证脐下有动气，按之牢若痛。其病逆气小腹急痛，泄而下重，足胫寒而逆，腹大胫肿，寝汗出，意不乐。

好哭者，肺病。好歌者，脾病。好狂者，心病。好叫呼者，肝病。好呻吟者，肾病。

心病者，舌短、颧赤。肝病者，眦青。脾病者，唇黄。肺病者，喘息鼻张。肾病者，颧与颜黑。

肝热小便黄，身热惊且狂，肢烦胁满痛，不得安卧床。（原注：肝热右颊先赤）

心热痛在心，善呕头痛频，烦闷意不乐，面赤无汗蒸。（原注：心热面颜先赤）

脾热先头重，颜青项颊痛，心烦腹满泄，欲呕身热纵。

（原注：脾热鼻先赤）

肺热舌黄苔，喘咳皮毛寒，痛走胸膺背，身热汗自来。

（原注：肺热右颊先赤）

肾热痛先腰，身热苦渴焦，胻酸足下热，项痛懒言嘲。

（原注：肾热两颐先赤）

忧愁恐惧则伤心，形寒饮冷则伤肺，堕坠盛怒则伤肝，饮食劳倦、汗出当风则伤脾，坐卧湿地、入房过度则伤肾，此正脏所伤也。（原注：久视伤血，久卧伤气，久坐伤肉，久立伤骨，久行伤筋，是谓五劳所伤）

肺心有邪，其气留于两肘；肝有邪，其气留于两腋；脾有邪，其气留于两髀；肾有邪，其气留于两腘。此八虚者，机关之室，真气血脉之所过也。邪气恶血住留，则伤经络骨节。机关不利，则屈伸不便。

饮食饱甚，汗出于胃。惊而夺精，汗出于心。持重远行，汗出于肾。疾走恐惧，汗出于肝。摇体劳苦，汗出于脾。（原注：汗虽为心之液，然五脏皆有汗也）

色多青，则痛。多黑，则痹。黄赤，则热。多白，则寒。五色皆见，则寒热也。

胃中热，则消谷，令人悬心善饥，脐以上皮热。肠中热，则出黄如糜，脐以下皮寒。胃中寒，则腹胀。肠中寒，则肠鸣飱泄。胃寒肠热，则胀而且泻。肠寒胃热，则疾饥、小腹痛胀。

大肠有寒者，便多鸭溏；有热者，便浊垢。小肠有寒者，下重便血；有热者，病痔。诸疮痛痒，皆属于心。诸风掉眩，皆属于肝。诸湿肿满，皆属于脾。诸气愤郁，皆属于肺。诸寒收引，皆属于肾。

心气虚则悲，实则笑不休。肝气虚则恐，实则怒。脾气虚则四肢不用，五脏不安；实则腹胀经溲不利。肺气虚则鼻塞少气，实则胸满喘喝。肾气虚则厥，实则胀。

内伤外感辨

伤于情欲、饮食，为内伤。伤于风寒、暑湿，为外感。内伤发热，时热时止；外感发热，热甚无休。内伤恶寒，得暖便解；外感恶寒，絮火不除。内伤头痛，乍痛已歇；外感头痛，连痛不停。内伤则手心热甚，外感则手背热甚。内伤则口淡无味，外感则鼻塞不通。内伤则气口脉盛，多属不足，宜温、宜补、宜和；外感则人迎脉盛，多属有余，宜汗、宜吐、宜下。盖左人迎主表，右气口主里；内伤则右脉大于左，外感则左脉大于右也。

时疫论

时疫之邪，皆由湿土郁蒸秽气升腾而发。人触之者，从口鼻入募原而至阳明之经，脉必右盛于左。盖湿土之邪，以类相从，故犯胃最先也。初感一二日内，邪犯募原，但觉背微恶寒，头额晕胀，胸膈痞满，手指痠麻，此为时疫之报使。至三日以后，邪乘表虚而外发，则有昏热、头汗、咽肿、发斑之患，邪乘里虚而内陷，或挟饮食，则有呕逆、痞满、嘈杂、失血、自利、吐蛔之患。若其人平素津枯，兼有停滞，则有谵语、发狂、舌苔黄黑、大便不通之患；平日阴虚，则有头面赤热、足膝逆冷、至夜发热之患；至于呃哕、冷汗、喘乏、烦扰、瘈疭等证，皆由误治所致也。大抵疫疠之邪，自阳明中道随表里虚实而发，不循经络传次，且邪气内伏，不能一发便尽。有得汗热除，二三日复热如前者；有得下里和，二三日复见表热者；有表和复见里证者，皆余邪未尽耳。（原注：疫证最忌肉食，病虽小愈，食肉必复发热变证）

肝风论

肝为风木之脏，相火内寄，体阴用阳，其性刚。主动主升，全赖肾水以涵之，血液以濡之，肺金清肃下降之，令以平之，中宫敦阜之土气以培之，遂其条达之性，自无风燥之患。

倘精液有亏，肝阴不足，血燥生热，风阳上升，窍络阻塞，头目不清，眩晕跌仆，甚则瘛疭痉厥矣。是宜缓肝之急以息风，滋肾之液以驱热，如虎潜丸、侯氏黑散、地黄饮子、滋肾丸、复脉等方加减。若思虑烦劳，风阳内扰，则荣热心悸，惊怖不寐，胁下动跃，治以酸枣仁汤、补心丹加减，清荣热而敛心神。若因动怒郁勃，风火痰交炽，则宜二陈、龙荟，甚至木旺克土，呕逆不食，法用泄肝安胃，生地、阿胶、牡蛎、二冬、山茱、桑叶、丹皮、麻仁、茯苓、归、芍、菊花、竹沥、姜汁之类，择而用之可也。

阴阳为病

人身一阴阳也。阴平阳秘，精神乃治。阴气从足上行至头，而下行从臂至指端；阳气从手上行至头，而下行至足。阴根于阳，阴病极，则并伤其阳；阳病极，则并伤其阴。阳虚者，阴必走；阴虚者，阳必荡。阳虚则外寒，阴虚则内热。阳盛生外热，阴盛生内寒。（原注：阳气不行，阴气乃结）

阳受风气，风为阳邪也。阴受湿气，湿为阴邪也。阳病者，上行极而下；阴病者，下行极而上，故伤于风者，上先受之（原注：风为天气，极则下行）；伤于湿者，下先受之。（原注：湿为地气，极则上行。邪入于阳则狂，邪入于阴则痹。抟阳则为癫疾，抟阴则为喑）

阴盛则阳病，阳盛则阴病。阳胜则热，阴胜则寒。寒极生热，热极生寒。

阳气起于足五指之表。阳脉者，集于膝下而聚于膝上，故阳气衰阴气盛，则从五指至膝上寒，是为寒厥。阴气起于足五指之里。阴脉者，集于足下而聚于足心，故阴气衰阳气盛，则足下热，是为热厥。

阳胜则身热腠理闭，喘粗为之俯仰，汗不出，齿干，以烦冤腹满死，耐冬不耐夏。阴胜则身寒，汗出（原注：阳虚不能卫外也）身常清，数慄而寒，寒则厥，厥则腹满死，能夏不能冬。

六气为病

风胜则动，热胜则肿，燥胜则干，寒胜则浮（原注：寒变为热，神气乃浮），湿胜则濡泻。

冬伤于寒，春必病温。春伤于风，夏生飧泄。夏伤于暑，秋必痎疟。秋伤于湿，冬生咳嗽。

寒伤形，热伤气，形伤则肿，气伤则痛。

邪气盛则实，精气夺则虚。清气在下，则生飧泄；浊气在上，则生䐜胀。

因于寒，起居如惊神，气乃浮。因于暑，自汗，烦则喘喝，静则多言，体若燔炭，汗出而散。因于湿，首如裹（原

注：头目昏重也）。湿热不攘，大筋软短，为拘；小筋弛长，为痿。因于气，为肿。

脾胃论

胃为戊土，属阳。脾为己土，属阴。胃为阳腑，宜通。脾为阴脏，宜藏。人之纳食主胃，运化主脾。脾升则健，下陷则病矣。胃降则和，上逆则病矣。盖太阴湿土，得阳始通，故脾喜干燥也；阳明燥土，得阴自安，故胃气柔润也。仲景急下存津，其治在胃；东垣大升阳气，其治在脾，脾陷者，宜补中益气汤、升阳益胃汤、理中汤；胃燥者，宜玉竹、石斛、麦冬、沙参、麻仁、甘蔗之类。

病后补虚有二法，一补脾，一补胃。如疟痢后，脾气衰弱，饮食不能运化，宜补其脾；伤寒后，胃中津液久耗，新者未生，宜补其胃。补脾用补中、六君子等汤；补胃用二冬、生地、阿胶、梨汁、甘蔗之类。

凡外感之邪久，必归阳明。邪重而有食，则结成燥屎，三承气汤主之；邪轻而无食，则凝为热痰，泻心汤主之，仍视证为加减。

伤寒六经定法

太阳经证（原注：太阳为寒水之经，主周身之气，又主皮毛，而为肤表之第一层，故风寒必首伤太阳也。太阳病欲解，时从至巳未上）

太阳之为病，脉浮、头痛、项强，而恶寒。若发热、汗出、脉缓、恶风、鼻鸣、干呕者，风中太阳之肌腠也，宜桂枝汤。若发热、身痛、脉紧、无汗、呕逆而喘者，寒伤阳之肤表也，宜麻黄汤。若无汗而烦躁者，宜大青龙汤。若干呕而咳（原注：有水气），宜小青龙汤。若项背强几几、无汗、恶风者，宜葛根汤。若八九日不解，寒热如疟，面热身痒，以不得小汗故也，宜桂枝麻黄各半汤。若服桂枝汤得汗后，形如疟，日再发者，余邪未解也，宜桂枝二麻黄一汤。

太阳腑证（原注：表邪不去，必入于里。膀胱为表中之里也）

太阳证，脉浮、口渴、烦躁、不得眠、小便不利、水入即吐者，膀胱蓄水证也，宜五苓散。若脉沉、面赤、其人如狂、小腹硬满、小便自利者，膀胱蓄血证也，宜桃仁承气汤。

太阳变证（原注：汗下失宜，或虚其阳，则从少阴。

阴化之证，多以太阳少阴为表里也。或伤其阴，

则从阳明阳化之证，多以太阳阳明递相传也）

太阳病发汗太过，遂漏不止，其人恶风、小便难、四肢微急、难以屈伸者，宜桂枝汤加附子。

发汗太过，其人仍发热、心下悸、头眩、身𥆧动、振振欲擗地者，真武汤主之。

不应下而下之，续得下利清谷、身疼痛者，先宜四逆汤以救里，后宜桂枝汤以解表。

太阳证误下，遂协热而利、心下痞硬、表里不解者，桂枝理中汤主之。（原注：理中汤加桂枝）

病发热，头痛，脉反沉，若汗之不瘥，身体疼痛，当救其里，宜四逆汤。大汗、大下利而厥冷者，亦宜四逆汤。

发汗后病不解，反恶寒者，虚故也，宜芍药甘草附子汤。不恶寒，但热者，实也，宜调胃承气汤。

太阳病误下之，微喘者，表未解也，桂枝汤加厚朴、杏仁主之。

太阳病下之后，脉促、胸满者，汗出微恶寒者（原注：阳虚也），宜桂枝去芍药加附子汤。

本桂枝证医反下之，利遂不止、脉促者，表未解也。喘而

汗出者，葛根芩连甘草汤主之。

发汗后，无大热而喘者，麻黄杏仁石膏甘草汤主之。

发汗后，身疼痛脉沉迟者，桂枝汤加人参主之。（原注：此荣卫虚也）

发汗过多，其人叉手冒心、心下悸、欲得按者，归芍桂枝甘草汤主之。（原注：此汗伤心液也）

发汗后，腹胀满者，厚朴生姜半夏甘草人参汤主之。（原注：此汗伤脾气也）

发汗后，其人脐下悸，欲作奔豚，黄芩桂枝甘草大枣汤主之。（原注：此汗伤肾气也）

伤寒若吐若下后，心下逆满、气上冲胸，起则头眩、脉沉紧、发汗则动经、身为振振摇者，苓桂术甘汤主之。（原注：此汗吐下伤肝脏也）

误服桂枝汤，汗出不解、大烦大渴、脉洪大者，人参白虎汤主之。

吐下后，七八日不解、表里俱热、时时恶风、大渴而烦、舌上干燥、欲饮水数升者，人参白虎汤主之。

伤寒不大便六七日，头痛、有热、外不解，由于内不通也。下之，里和而表自解矣。与承气汤，病人烦热，汗出则解。又如疟状，日晡所发热，属阳明也。脉实者，宜下之，与承气汤；脉虚者，宜发汗，与桂枝汤。

发汗后，心下痞硬、干噫食臭、胁下有水气、腹中雷鸣、下利者，水停上焦也，宜生姜泻心汤。若误下，而泻利不止、心下痞硬、干呕心烦者，水火不交也，宜甘草泻心汤。

病发于阳而反下之，热入于里，从心至小腹硬满而痛不可近，脉迟者，为大结胸，宜大陷胸汤。若结止在心下、按之始痛、脉浮滑者，宜小陷胸汤。若寒实结胸、无热证者，宜三物白散。若心下痞硬、痛引胁下、干呕短气、汗出不恶寒者，水气在中焦也，宜十枣汤。

汗吐下后，虚烦不眠、胸中窒滞，甚则反覆颠倒、心中懊侬，栀子豆豉汤主之。呕者，加生姜。少气者，加甘草。若烦而腹满、卧起不安者，栀子、枳实、厚朴汤主之。若大下之后，身热微烦者，水火不交也，栀子、干姜汤主之。

伤寒六七日，发热微恶寒、支节疼痛、微呕、心下支结、外证未去者，柴胡桂枝汤主之。若汗下之后，胸胁微结、小便不利、渴而不呕、往来寒热、头汗心烦者，柴胡桂枝干姜汤主之。

汗吐下后，心下痞硬、噫气不除者，旋覆花代赭石汤主之。

太阳证诸方歌

桂枝汤治太阳风，芍药甘草姜枣同，桂麻相合名各半，太阳如疟此为功。麻黄汤中用桂枝，杏仁甘草四般施，发热恶寒头项痛，伤寒服此汗淋漓。大青龙汤桂麻黄，杏草石膏姜枣藏，太阳无汗兼烦躁，风寒两解此为良。小青龙汤治水气，喘咳呕哕渴利慰，姜桂麻黄芍药甘，细辛半夏兼五味。葛根汤内麻黄襄，二味加入桂枝汤，邪入经输因无汗，有汗加葛去麻黄。五苓散治太阳腑，白术泽泻猪茯苓，膀胱化气添官桂，利便消暑烦渴宁；除桂名为四苓散，无寒但渴服之灵。猪苓汤除桂与术，加入滑阿渴热平。桃仁承气五般奇，甘草硝黄桂枝随，热结膀胱小腹胀，如狂蓄血最相宜。生姜泻心草连芩，半夏干姜大枣参，除却人参倍甘草，甘草泻心虚热平。大陷胸汤大黄硝，甘遂为末二味调；小陷胸汤治小结，黄连半夏栝蒌饶。三物白散巴豆熬，贝母桔梗倍用饶，白汤和服一钱匕，膈上必吐膈下消。十枣汤治水气痞，芫花甘遂大戟与，三皆研末枣汤和，中焦水饮力能去。柴胡桂枝干姜汤，花粉牡蛎芩草襄，已经汗下胸胁满，寒热渴烦宜此方。旋覆代赭用人参，半夏草姜大枣临，重以镇逆咸软坚，痞硬噫气力能禁。

阳明经证（原注：阳明主里，外候肌肉，内候胃中。阳明病欲解，时从中至戌上）

何谓阳明经证？曰身热、目痛、鼻干、不得眠、脉浮长、不恶寒、反恶热是也。若兼头痛恶寒，是太阳证未罢也，宜葛根汤；若无头痛恶寒，但见壮热口渴者，是已罢太阳，为阳明经本证也，宜白虎汤。

何谓阳明腑证？曰潮热谵语、手足腋下溅溅然汗出、腹满痛、大便硬是也。

本太阳证治之失法，亡其津液，致太阳之标热合阳明之燥气，脾中精液为其所烁而穷约，谓之脾约，其证小便数、大便硬，此太阳阳明也，宜麻仁丸。

本少阳证治之失法，亡其津液，致少阳之火邪乘胃热而转属阳明，大便为难，此少阳阳明也，宜蜜煎猪胆汁导之。

病人阳气素盛，或有宿食，外邪传入，遂归胃腑，此正阳阳明也，宜三承气汤下之。

阳明下证（原注：阳明证有呕多者，有硬满止在心下者，有阳气怫郁于表而面赤者，俱不可下）

伤寒六七日，目中不了了、睛不和、大便难、身微热者，急下之；阳明病发热汗多者，急下之；发汗不解、腹满痛者，急下之，俱宜大承气汤。若汗后而蒸蒸发热、吐后而腹胀满者，宜调胃承气汤。若汗吐下后，亡其精液、微烦、小便数、大便硬者，宜小承气汤。

阳明证诸方歌

白虎汤用石膏煨，知母甘草粳米陪，益以人参生津液，躁烦热渴舌生苔。大承气汤用芒硝，枳实大黄厚朴饶（原注：加人参、熟地，名黄龙汤）；去硝名为小承气，痞硬谵狂在上焦（小承气汤）；益以羌活名三化（汤），中风闭实服之消（小承气汤）；若加芍药麻仁杏，脾约便难服之高。

调胃承气硝黄草，甘缓微和将胃保，不用枳朴伤上焦，中焦燥实服之好。

少阳经证（原注：少阳主半表半里，不可汗下，
法宜和解。少阳病欲解，时从寅至辰上）

少阳之为病，口苦、咽干、目眩、脉弦是也。若寒热往来、胸胁苦满、默默不欲食、心烦喜呕，为虚火证，宜小柴胡汤。若心中痞硬、郁郁微烦、呕不止者，为实火证，宜大柴胡汤。呕而误下、痞满不痛者，宜半夏泻心汤。

胸中有热而欲呕、胃中有寒而腹痛者，宜黄连汤。

邪已入里、胆火下攻于脾而自利者，宜黄芩汤。胆火上逆于胃而为呕者，宜黄芩汤加半夏、生姜。（原注：以上四证，皆寒热相搏于中也）

少阳证诸方歌

小柴胡汤和解供，半夏人参甘草从，更用黄芩生姜枣，少阳百病此为宗。大柴胡汤用大黄，枳实芍芩半夏将，煎加姜枣

表兼里，妙法内攻并外攘。半夏泻心干姜草，芩连人参与大枣，误下少阳发热呕，痞满心烦服之巧。黄连汤内用干姜，半夏人参甘草藏，更入桂枝兼大枣，寒热平调呕痛亡。黄芩汤里甘芍枣，少阳下利火邪扰，呕益生姜与半夏，胆邪上逆能治疗。

太阴经证

（原注：太阴为湿土，纯阴之脏也。太阴病欲解，时从亥至丑上）

太阴邪从阴化之证，腹满吐食、自利、不渴、手足自温、脉沉迟是也，理中汤主之。不愈，宜四逆辈。（原注：凡利则津液下注，多见口渴，唯太阴湿土之病不渴。大阴邪从阳化之证，发汗后不解，腹痛，急下之，宜大承气汤；腹满时痛时止者，桂枝汤加芍药主之；大实痛者，桂枝汤加大黄主之）

太阴证方歌

理中汤主理中乡，甘草人参术黑姜；吐利腹痛阴寒盛，或加附子总扶阳。（原注：理中汤加黄连、茯苓，名连理汤，治伤暑渴泻）

少阴经证（原注：肾中水火同具，邪伤其经，或从水化，或从火化，故有寒热二证。少阴病欲解，时从子至寅上）

何谓少阴之邪从水化而为寒？曰：脉沉细而微、但欲寐、背恶寒、口中和、腹痛下利清谷、小便白是也，用回阳法治之。

手足厥冷、吐利、小便复利、下利清谷、脉微欲绝者，宜四逆汤。若内寒外热、面赤咽痛，或干呕利止、脉不出、汗出脉微而厥者，宜通脉四逆汤。（原注：假热证宜细认，于脉微、肢厥处辨之）

少阴下利脉微者，宜白通汤。利不止、厥逆无脉、干呕而烦，白通加人尿猪胆汁汤主之。汗下后不解，烦躁者，茯苓四逆汤主之。

少阴病至四五日，腹痛、小便不利、四肢重肿、自下利，此水气也，宜真武汤。

少阴病得之二三日，口中和、背恶寒者，宜附子汤。若脉沉、手足寒、一身骨节痛者，亦宜附子汤；上吐下利、手足逆冷、烦躁欲死者，吴茱萸汤治之。

何谓少阴之邪从火化而为热？曰：脉沉细而数、但欲寐、内烦外躁、或不卧、口中热、下利清水、小便赤是也，用救阴法治之。

少阴病二三日，火逆咽痛者，宜甘草桔梗汤。若咽中伤生疮、不能言语、声不出者，苦酒汤主之。若寒郁咽中痛者，半夏散主之。若下利、咽痛、胸满心烦者，猪肤汤主之。（原注：猪肤四两，水煎，去渣，加白蜜半盏、米粉二钱，熬匀，服）

少阴病得之二三日以上，心中烦不得卧，黄连阿胶汤主之。

少阴下利六七日，咳而呕渴、心烦不得眠者，猪苓汤主之。

少阴腹痛，小便不利、下利便脓血者，桃花汤主之。

少阴病四逆，或咳，或悸，或小便不利，或腹中痛，或泄利下重者，四逆散主之。

少阴病得之二三日，口燥咽干者，急下之；六七日腹胀不大便者，急下之；自利清水色纯青、心下痛、口干燥者，急下之，俱宜大承气汤。（原注：此少阴急下三证也）

少阴证诸方歌

四逆汤中姜附草，三阴厥逆太阳沉；或益姜葱参芍桔，通阳复脉力能任。白通姜附与葱白，或加人尿猪胆汁；热因寒用妙义深，阴盛格阳厥无脉。茯苓四逆人参草，附子干姜同煎好；已经汗下仍烦躁，用此回阳病自了。真武汤壮肾中阳，茯苓术芍附生姜；少阴腹痛有水气，悸眩䀮惕保安康。附子汤中术茯苓，人参芍药共煎斟；少阴身疼骨节痛，手足厥寒六脉沉。吴茱黄汤人参枣，重用生姜温胃好；阳明寒呕少阴利，厥阴头痛皆能保。少阴脉沉反发热，麻黄附子细辛汤；若二三日无里证，麻黄附子甘草汤。苦酒汤将半夏煎，一枚鸡子用黄添，半夏散兼桂枝草，水煎冷服寒郁痊。黄连阿胶救阴伤，芩芍加入鸡子黄，桃花汤用干姜米，赤石脂末调服良。

厥阴经证（原注：厥阴为木之脏，从热化者多，

从寒化者少，以木中有火故也。厥阴病欲解，

时从丑至卯上）

厥阴之为病，消渴，气上撞心，心中疼热，饥而不欲食，食则吐蛔，下之利不止。吐蛔而厥者，乌梅丸主之。久利手足厥寒、脉微欲绝者，当归四逆汤主之。吐下格阳，欲饮即吐者，干姜黄连黄芩人参汤主之。厥逆腹痛、泄利下重者，宜四逆散。热利下重、欲饮水者，白头翁汤主之。（原注：白头翁三钱，黄柏二钱，黄连一钱，秦皮钱半）

脉滑而厥、欲饮水数升者，宜白虎汤。脉结代、心动悸者，宜炙甘草汤。

伤寒阳脉涩阴脉弦，法当腹中急痛，先与小建中汤；不瘥

者，小柴胡汤主之。伤寒厥而心下悸者，当先治水，宜茯苓桂枝甘草生姜汤。

厥阴证诸方歌

乌梅丸用细辛桂（枝），人参附子椒姜配，黄连黄柏及当归，温脏安蛔寒厥退。当归四逆桂枝芍，细辛甘草木通著，再加大枣治厥阴，脉细阳虚由血弱。内有久寒加姜茱，发表温中通脉络。

四逆散中用柴胡，芍药枳实甘草扶，此是阳邪成厥逆，养阴泻热在通疏。

炙甘草汤桂枝参、麦冬生地大麻仁，姜枣阿胶加酒服，心虚脉代结如神。

小建中汤芍药多，桂姜甘草大枣和，加入饴糖补中气，阴虚腹痛服之瘥。（原注：小建中汤加黄芪，名黄芪建中汤，治里虚脉急；加当归，名当归建中汤，治血虚）

《医脉摘要》卷上终

医脉摘要　卷下

庐陵萧焕唐廉泉氏辑

广陵陈宗抟校订

绍兴裘庆元刊行

望面色

额属心火；颐属肾水；左颊肝木；右颊肺金；鼻居中央，脾土是应。青是肝邪，白为肺病，赤乃心热，黄主脾败。（原注：凡面色黄中见青者，肝木乘脾土也，宜平肝扶脾）若见黑色，肾损可虑。色周于面者，辨其有神无神；色分于部者，审其相生相克。暗淡者，病从内生；紫浊者，邪从外受；憔悴者，郁多；瘦黄者，病久；山根明亮，乃为欲愈之痾；环口黑黧，休医，已绝之肾。（原注：色青为痛，色黑为劳，色赤为风，色黄为便难，色鲜明有留饮）至如舌卷，囊缩，口张，唇反，发直，齿枯，手撒，目盲，声如鼾睡，口吐白沫，或直视而遗尿，或眉倾而爪脱，或阳绝而汗出如珠，或脾败而泄利无度，皆不治之证也。（原注：唯热证齿燥者，尚可清、可下而愈）

色青白者风邪，风甚则手足瘈疭。色青黑者寒痛，寒极则舌卷、囊缩。发热头痛而面赤者，阳气怫郁也。烦渴多汗而面赤者，阳明热甚也。足冷面赤者，戴阳也。午后颧赤者，虚火也。白主气虚，多是脱血之候。黑为肾病，半系阴寒之征。黄为脾土正色，须有赤白相兼。黄而明者，湿热也；黄而暗者，湿寒也。

望　舌（原注：凡舌肿、重舌、木舌，皆热甚也。舌硬、舌强、舌卷、舌短缩，皆危证也。若舌出数寸，舌边如锯齿者，不治）

舌为心苗连脾经，红润淡黄病不生，白苔表证黄黑里，（黑）干裂热邪（黑）润耗精。

白苔者邪伤气分，胸中有寒也。宜发表和解，不宜攻下。若白苔而燥渴者，温热病也；白苔如积粉者，时疫证也。邪入胃府，则白苔中黄；邪传少阴，则白中变黑。白苔兼两路黄者，合病也；白中兼两路黑者，夹阴也。白苔多而黄黑苔少、滑润而不燥渴者，表证多也；黑苔多而白苔少，或生芒刺干燥者，里证多也。或尖白根黄，或白根黑，或中心黄黑而滑润，边白，皆半表半里证也。又有伤寒坏病，厚白而燥裂者，邪耗津液也；胃阳素虚，纯白而苔滑者，膈有寒饮也。唯白苔厚如煮熟色者，由里挟寒物留滞不散，心脾气亏而肺气乘之也，用枳实理中汤，间有生者。

黄苔者，阳明腑实也。黄而湿者，热尚浅，不宜便攻。黄而燥者，热已深，可以用下。若黄而生芒刺黑点，甚至瓣裂者，乃热极液干，下证尤急也；有根黄而边尖白、短缩不能伸出者，痰饮夹食也，小承气汤加生姜半夏主之。有苔厚而中青紫、纹裂而舌不干者，阴证夹食也，大承气合附子汁下之（原注：此温下法也）。黑苔，乃少阴肾色。黑而焦裂者，火极似炭之热苔也，宜下之。黑而滑润者，水来克火之寒苔也，当温之。若汗下伤阴、神昏耳聋、舌虽黑而无积苔者，此津枯血燥也，宜炙甘草汤，或六味合生脉散。若夏月中暑，脉虚、口渴、舌中黑而边红润者，此时火燔灼也，宜白虎汤加人参竹叶。（原注：津枯，舌黑而无积苔者，可用温病中之复脉汤）

灰黑色者，足三阴互病。如以青黄和入黑中，则为灰色也，始由白黄苔而灰黑，或生芒刺、黑点、纹裂干燥者，下证也；淡灰色中起深黑重晕者，温病热病也，宜凉膈散、双解散治之。若初病便见灰色，舌润无苔，此内有寒食，水饮蓄血也，当随证治之。又有感冒夹食，屡经汗下、消导，二便已通，而舌上灰黑未退、润而不燥者，此津液过伤、虚火上炎之象也，急宜养阴。（原注：此证不知而再下，即死。大抵传经热证，灰黑干苔者，皆当攻下泄热，直中三阴。灰黑无苔者，当温经散寒）

舌红者，心之正色也。红极而鲜，为湿热蕴于心胃及瘟疫热毒内盛也，宜解毒汤、白虎汤。红中有白苔者，夹寒也；红中夹两路灰苔者，温热夹食也；红中有黑苔者，热毒入少阴也；红极有黄黑芒刺者，热毒入腑也；红极有紫黑斑及遍身发斑者，阳毒入心也；红中有紫疮、白疱、裂纹、星点者，皆火炎之象也。唯舌柔嫩如新生，望之似润而实燥涸者，由汗下太过，津液耗竭也，急服生津等药。

紫色者，酒色伤寒或热瘀血分也。深紫而赤者，是阳热酒毒宜用苦寒药解之。淡紫而青润者，是肝肾阴寒，宜吴萸四逆汤温之。若紫中有红斑，或干黄，或灰黑，或短缩者，宜凉膈散。若全紫而干，如煮热猪肝者，难治。

霉酱色苔者，夹食伤寒也，由食填太阴，郁遏中焦，不得发越，久之，盦而成酱色矣。其证腹满、时痛者，桂枝汤加枳朴橘半。因冷食，加炮姜；痛甚者，加大黄。（原注：霉黄苔舌，由湿热郁滞中宫）

蓝苔色者，肝脏纯色也。病经汗下，胃气伤极，心火无气，脾土无依，则肺金不生，肝木无制，侮于脾土，故苔色如靛，不治之证。如略见蓝纹而不甚深者，为木受金伤，脏气未绝，脉不沉涩而微弦者，小柴胡汤去黄芩，加炮姜、肉桂主之。

望 目

目喜开者，为阳。目喜闭者，为阴。眼胞渐肿，为有水。目下灰色，为寒饮。目痛，属阳明表证。目赤，为经络热甚。目不了了者，阳明腑实也。目无精光者，肾气素虚也。目瞑、鼻燥而漱水者，阳盛欲衄也。目黄、头汗而恶食者，湿将发黄也。凡目暗、目瞪、目反、目正圆直视、戴眼反折，皆难治。

望 鼻

鼻头色青、腹中冷痛者（原注：木克土也），死。鼻头色微黑者，有水气；色白者，亡血；色赤者，为风；色黄者，胸膈有寒，谷气不化，而有痰积也；色黑枯者，为劳。鼻流清涕者，伤寒也。鼻鸣干呕者，伤风也。鼻孔干而脉浮数者，欲衄也。鼻息鼾而语难出者，风温也。鼻孔扇动，为肺风。鼻如烟煤，为阳毒。

望 唇

唇赤而焦者，脾热。唇赤而肿者，胃热。青黑者，为阴寒。淡白者，为气虚。唇口有疮，为狐惑。唇上燥裂，为热在肌肉。唇齿俱焦黑者，急下之。若唇吻反青，环口黧黑，张口如鱼，出气不复，唇口动颤不止，及人中反者，皆死证也。

闻 声

声音清朗不异平时者，虽病易愈。声重鼻塞者，伤风也。声如瓮中出者，中湿也。语言迟涩者，风痰也。言将终乃复言者，气短也。骂詈不避亲者，神乱发狂也。出言懒怯，先轻后重，是内伤中气也。出言壮厉，先重后轻，是外感邪盛也。诊时攒眉呻吟，苦头痛也；呻吟不能行起，腰足痛也；叫喊以手按心中，脘痛也；诊时吁气者，郁结也；纽而呻者，腹痛也；形羸声哑、痨瘵之不治者，咽中有肺花疮也；暴哑者，风痰伏火，或暴怒叫喊所致也；坐而气促，痰火病也；久病气促，危证也。诊时独言独语，首尾不应，神伤也；新病呃逆，非火即寒也；久病呃逆，胃气欲绝也。（原注：病人语声寂寂然，喜惊呼者，骨节间病；语声喑喑然，不彻者，心膈间病；其声啾啾然，细而长者，头中病）

问　证

一问病起自何日，二问恶寒与发热，三问头痛身腰痛，四问曾否伤食物，五问四肢冷与温，六问呕逆渴不渴，七问胸紧或腹痛，八问二便通与塞，九问口味何所宜，十问喜怒劳忧郁。若诊妇女再精详，须问月信行与歇。问而懒答或点头，不是耳聋即虚怯。

《素问》《灵枢》脉要

人一呼脉再动，一吸脉亦再动，呼吸定息，脉五动，闰以太息，命曰平人（原注：呼出心与肺，吸入肝与肾。一呼脉行三寸，一吸脉行三寸，日夜一万三千五百息）。一呼一动、一吸一动，曰少气（原注：《脉诀》以为败脉，《难经》以为离经脉）。一呼脉三动，一吸脉三动，曰躁（原注：躁动即数脉之状）。尺热，曰病温（原注：尺阴寸阳，阴阳俱热）。尺不热，脉滑，曰病风；脉涩，曰痹（原注：滑为阳盛，涩为血少）。一呼脉四动以上者（原注：《脉诀》以为脱脉，《难经》以为夺精脉），脉绝不至者，脉乍疏乍数者，脉无胃气者（原注：无和缓之象），皆主死。春脉如弦。春脉者肝也，东方木也，万物之所以始生也，故其气来轻软而滑。端直以长，曰弦。弦软如揭长竿末稍，曰肝平；弦实如循长竿，曰肝病；

弦劲如新张弓弦，曰肝死（原注：肝死藏浮之弱，按之如索不来，或曲如蛇行者，死）。夏脉如钩。夏脉者心也，南方之火也，万物之所以盛长也，故其气来盛去衰，曰钩。累累如贯珠，曰心平；喘喘连属，其中微曲，曰心病；前曲后居，如操带钩，曰心死（原注：真心脉至坚而抟。如循薏苡子，曰死。心死藏浮之实，如麻豆，按之益躁疾者，死）。秋脉如浮。秋脉者肺也，四方金也，万物之所以收成也，故其气来急去散，轻虚以浮，曰浮。浮缓如落榆荚，曰肺平；浮涩如循鸡羽，曰肺病；浮虚如风吹毛，曰肺死（原注：肺死藏浮之虚，按之弱如葱叶，下无根者，死）。冬脉如营。冬脉者肾也，北方水也，万物之所以合藏也，故其气来沉以抟，曰营。累累如钩，按之而坚，曰肾平；来如引葛，按之益坚，曰肾病；发如夺索，辟如弹石，曰肾死（原注，肾死藏浮之坚，按之乱如转丸，益下入尺者，死）。脾脉者土也，孤藏以灌四旁者也，和柔相离，如鸡践地，曰脾平；实而盈数，如鸡举足，曰脾病；如鸟之喙，如屋之漏，如水之流，曰脾死（原注：脾死藏浮之大坚，按之如覆杯洁洁，状如摇者，死）。五脏皆禀气于胃藏气，不能自致于手太阴，必因于胃气乃至于手太阴而行诸经，故脉以胃气为本（原注：脉来和缓为有胃气）。

脉从阴阳，病易已；逆阴阳，病难已（原注：阳病见阳脉，阴病见阴脉，为顺；阳病见阴脉，阴病见阳脉，为逆）。

春夏而脉沉涩，秋冬而脉浮大。或春得秋脉，夏得冬脉，秋得夏脉，冬得长夏脉，命曰逆四时，病难已。风热而脉静，泄而脱血，脉实，病在中；脉虚，病在外；脉涩坚者，皆难治。春不沉，夏不弦，冬不涩，秋不数，是谓四塞。（原注：己虽专旺，而母气已绝）

经脉为里（原注：直行经隧之里），支而横者为络，络之别者为孙。络经脉不可见其虚实也，以气口知之（原注：气口一名寸口，乃百脉之大要会也）。

饮食入胃，游溢精气，上输于脾。脾气散精，上归于肺。肺朝百脉，输精于皮毛，通调水道，下输膀胱。

脉者血之府也，长则气治，短则气病，数则烦心，大为病进。上（原注：寸口也）盛，则气高；下（原注：尺中也）盛，则气胀。代则气衰，细则气少，涩则心痛（原注：血少也）。脉至如涌泉，去如弦绝，均不治（原注：右气口急，脉大而数者，中下热而涌，为涌疝。越人）。

邪气盛则实，精气夺则虚。气热脉满是谓重实，滑则从，涩则逆也。尺寸皆虚，是谓重虚，滑则生，涩则死也。肠澼便血，身热则死，寒则生；肠澼下沫，脉沉则生，浮则死（原注：痢疾忌身热脉浮）；肠澼下脓血，脉悬绝则死，滑大则生。癫疾之脉，大滑自已，小坚不治。消瘅病久，脉实大者可治，悬小坚者不治。

脉沉而坚者，病在中；浮而盛者，病在外。小弱以涩者，久病；浮滑而疾者，新病。脉急者，曰疝瘕。少腹痛，脉滑曰风，脉涩曰痹；缓而滑曰热中，盛而紧曰胀。脉一日一夜五十营（原注：昼行阳二十五度，夜行阴二十五度），以营五藏之精。五十动而不一代者，五藏皆受气也；四十动一代者，一藏无气；三十动一代者，二藏无气；二十动一代者，三藏无气；十动一代者，四藏无气；不满十动一代者，五藏无气，预之短期。

腹胀身热而脉大者，腹鸣而满、四肢清、泄而脉大者，衄不止而脉大者，咳且溲血脱形、脉小以劲者，咳且身热脱形、脉小以疾者，皆逆脉也，不过十五日而死。腹大胀、四末清、脱形、泄甚，一逆也；腹胀，便血，其脉大，时绝，二逆也；咳且溲血，形肉脱，脉搏三逆也；呕血，胸满引背，脉小而疾，四逆也；咳呕，腹胀，飧泄，其脉绝，五逆也。如是者，即死。

热病而脉静者，汗已出而脉盛躁者，病泄而脉洪大者，著痹、肉破身热、而脉偏绝者，淫而夺形、色白身热、下血衄者、寒热夺形、脉坚搏者，皆为逆脉。

内热甚而脉反不鼓，是阳盛格阴于外也；内寒而脉反鼓甚，是阴盛格阳于外也，是谓脉证相反（原注：脉大而实，其来难者，是厥阴之动，疝气客于膀胱，小腹肿也。越人）。

诊　候

诊法：常以平旦、饮食未进、气血未乱，乃可诊有过之脉。察之有纪，从阴阳始。始之有经，从五行生。生之有度，四时为宜。持脉有道，虚静为保。春日浮，如鱼之游在波；夏日在肤，泛泛乎万物有余；秋日下肤，蛰虫将去；冬日在骨，蛰虫周密。尺外以候肾，尺里以候腹（原注：左尺兼主小肠、膀胱、前阴之病，右尺兼主大肠、后阴之病。喻嘉言云：小肠当候于左尺，大肠、膀胱当候于右尺）；左关以候肝膈，右关以候脾胃；左寸候心与膻中；右寸候肺与胸中（原注：寸主上焦，以候咽喉；关主中焦，以候膈中；尺主下焦，以候腹中）。

浮取之而脉沉，心腹有积也；沉取之而脉浮，身有热也（原注：沉之而大坚、浮之而大紧者，病主在肾）。上部盛而下无（原注：阳气升而不降也），腰足清也；下部盛而上无（原注：阳气降而不升也），头项痛也；按之至骨，脉气少者，腰脊痛而身有痹也。

脉分三部（原注：寸关尺也），有九候（原注：浮中沉也），必先度其形之肥瘦（原注：肥人脉常沉，瘦人脉常浮），以调其气之虚实（原注：肥人血实气虚，瘦人气实血虚）。形盛、脉细、少气不足以息者，危；形瘦、脉大、胸中喘满者，死；形气相得者，生；三五不调者病，独小者病，独大者病，独疾者病，独热者病，独寒者病，独沉伏者病。九候皆沉细弦绝者，死；皆盛躁喘数者，死；乍疏乍数、乍迟乍疾者，死；九候虽调、形肉已脱者，死；目内陷者，死（原注：肾脉涩而不联属者，月事不下）。

脉浮而滑，谓之新病。脉小而涩，谓之久病。

尺肤热甚、脉盛躁者，病温也；盛而滑者，病且出也；尺肤寒、脉小者，泄、少气。

《难经》脉法

关以前者阳之动，浮过而直上鱼者，为溢。此阴乘阳位，为外关内格也。病主外热而液汗不通，内寒而腹满吐食。关以后者阴之动，沉过而直入尺者，为覆。此阳乘阴位，为内关外格也。病主内热而大小便闭，外寒而手足厥冷，均主死。

浮者、长者、滑者，阳也；沉者、短者、涩者，阴也。浮之损小、沉之实大者，阴盛阳虚也；沉之损小、浮之实大者，阳盛阴虚也。（原注：大概脉浮紧者表邪，脉沉实者里邪）

至脉从下而上，损脉从上而下。一损皮毛，皮聚而毛落；二损血脉不荣脏腑；三损肌肉，肌肉消瘦，饮食不能为肌肤；四损于筋，筋缓不能自收持；五损于骨，骨痿不能起于床。损其肺者，益其气；损其心者，调其荣卫；损其脾者，调其饮食，适其寒温；损其肝者，缓其中；损其肾者，益其精。

一呼三至、一吸三至，为新病。前大后小，即头痛目眩。前小后大，即腹满气短。

一呼四至、一吸四至，为病甚。脉洪大者，苦烦满；沉细者，腹中痛；滑者，中热；涩者，中湿。

一呼五至、一吸五至，其人当困苦；乍大乍小者，难治。

一呼一至、一吸一至，名曰损。人虽能行，犹当著床，血气皆不足故也。

一呼六至、一吸六至，及再呼一至、再吸一至，皆死脉也。

上部有脉，下部无脉，其人当吐不吐者，死；上部无脉，下部有脉，犹有生机。

病积聚者，脉结若伏。假令脉结伏者内无积聚，脉浮结者外无痼疾，或有积聚而脉不结伏，有痼疾而脉不浮结，为脉不应病，难治。

脉居阴部而反阳脉见者，为阳乘阴脉。虽时沉涩而短，此谓阳中伏阴也。脉居阳部而反阴脉见者，为阴乘阳脉。虽时浮滑而长，此谓阴中伏阳也。

重阳者狂，重阴者癫，脱阳者见鬼，脱阴者目盲。

病若闭目不欲见人，当得肝脉强急而长，反得肺脉浮涩而短者，死也。

病若开目而渴、心下牢者，脉当紧实而数，反得沉濡而微者，死也。

病若吐血、衄血者，脉当沉细而反浮大而牢者，死也。

病若谵语妄言，身当有热，脉当洪大而反手足厥冷、脉沉细而微者，死也。

病若大腹而泄，脉当微细而涩，反紧大而滑者，死也。

（原注：此五条俱脉证相反）

《金匮》脉法节录

病人脉浮者在前，其病在表；浮者在后其病在里。若前后俱浮，则表里兼病也。（原注：关前为阳，表病主阳也。关后为阴，里病主阴也）

风令脉浮，寒令脉急（原注：急即紧之象）。雾伤皮腠，湿流关节，食伤脾胃，风伤皮毛，热伤血脉，极寒伤经，极热伤络。

经脉动惕者，久而成痿。

夫脉当取太过不及。阳脉微，阴脉弦，即胸痹而痛。所以然者，上焦阳虚而阴邪乘之也。

趺阳脉微弦，法当腹满。不满者，必便难，两胠疼痛。此虚寒欲从下而上也，当以温药服之。（原注：此弦脉，寒从内生，阴邪不散，则阴窍不通，故便难）

　　寸脉弦者，即胁下拘急而痛其人啬啬恶寒也。（原注，此弦脉，寒从外至）

　　脉数而紧乃弦。状如弓弦，按之不移。脉数弦者，当下其寒。脉紧大而迟者，必心下坚痞；脉大而紧者，阳中有阴，可下之。（原注：下之当以温药）

　　夫病人饮水多，必暴喘满。凡食少饮多，水停心下，甚者，则悸；微者，短气；脉双弦者，寒也，皆大下后里虚。脉偏弦者，饮也。

　　脉得诸沉，当责有水。身体肿重、面目鲜泽、水病脉出者，死。

　　脉沉细而附骨者，积也。

脉诀歌

　　浮脉木漂水上如，迟风数热紧寒居。浮而有力为表实，无力而浮是表虚。水行润下脉来沉，筋骨之间软滑匀。沉迟寒痛沉数热，水蓄气凝是病因。迟来一息至唯三，阳不胜阴气血寒，是司脏病多冷痛，莫把涩虚一例看。数脉一息六至间，阴微阳盛必狂烦，浮为表热沉里热，唯有儿童作吉看。滑脉如珠替替然，往来流利却还前，浮滑多痰沉宿食，如脉调时有孕焉。涩脉短滞往来艰，散止依稀应指间，男主伤精而损血，女非胎病即经难。（原注：如雨沾沙，如刀刮竹，曰涩）

虚脉无涯类谷空，举之迟大按之松，脉虚身热为伤暑，自汗惊悸又怔忡。实脉指间幅幅强，浮沉皆得大而长，或为阳毒或积食，谵语频频更发狂。长脉迢迢大小匀，反常为病似牵绳，若非阳毒癫痫病，即是阳明热势深。短脉唯寻尺寸中，两头缩缩气不松，浮为血涩沉为痞，寸主头疼尺腹痛。脉来洪盛去还衰，满指滔滔应夏时，病主阴虚阳热甚，若兼泻痢必难医。（原注：洪数俱大而洪有力，微细俱小而微无力）

微脉轻微瞥瞥乎，按之欲绝有如无，男为劳极气虚候，女作崩中带下医。举如转索切如绳，脉象因之得紧名，总是寒邪来作寇，内为腹痛外身疼。缓脉四至最从容，柳梢袅袅飐轻风，浮缓伤风项背强，沉缓伤湿痿痹同。芤形外实中央空，软而浮大类如葱，火犯阳经血上溢，热侵阴络下流红。弦脉迢迢端直长，肝经木旺土应伤，弦迟寒痛弦数热，疟疾阴疝总难当。（原注：弦为阴为寒）

革脉形如按鼓皮，芤弦相合脉寒虚，女人半产并崩漏，男子营虚或梦遗。牢脉常居沉伏间，长而实大又微弦，此属寒凝多腹痛，革虚牢实本相悬。濡脉浮细按须轻，水面浮棉力不禁，或为血虚或受湿，急宜温补救真阴。弱来无力按之柔，柔细而沉不见浮，阳陷入阴气血损，恶寒发热骨痿休。（原注：寸弱阳虚，关弱胃虚，尺弱阴虚）

散似杨花散漫飞，去来无力至难齐；产为生兆胎为坠，久病逢之不必医。细脉如丝应指来，多因劳损卫荣衰，虚人虚证原为顺，吐衄得之生可回。伏脉推筋著骨寻，指下裁动隐然深；伤寒欲汗阳将解，厥逆脐疼证属阴。动脉摇摇数在关，无头无尾豆形圆；阳动汗多阴动热，为痛为惊不得安。促脉数而时一止，此为阳热欲亡阴，三焦郁火炎炎盛，急服清凉脉自平。结脉缓而时一止，独阴偏盛欲亡阳，浮为气滞沉为积，汗下分明在主张。动而中止不能还，复动因而作代观。此是脏衰难应指，休将促结一例看。（原注：促结之止无定数，代则如期而止）

七绝脉歌

雀啄连来三五啄（肝绝），屋漏半日一点落（胃绝），弹石硬来寻即散（肾绝），搭指散乱如解索（脾绝），鱼翔似有亦似无（心绝），虾游静中一跳跃（大肠绝），更有釜沸涌如羹（肺绝），且占夕死不须药。

妇人脉法

（原注：女子左关弦长而出鱼际者，血盛、思男之候也）

妇人两尺盛于两寸，常也。若肾脉沉涩，或肝脉沉紧者，经闭不调也。尺脉微迟，为居经，月事三月一下，血气不足也。尺大而旺、搏指有力者，孕也。三部浮沉相等、无他病而经停者，亦孕也（原注：两寸浮大、两关滑利、两尺滑实而带数，此胎脉也）。左寸动滑，左尺实大，为男；右寸动滑，右尺实大，为女（原注：寸动男，尺动女。寸口滑实为男，尺中滑实为女。两寸俱滑实，为双男。两尺俱滑实，为双女。左寸右尺俱滑实，为一男一女）。若体弱之妇，尺内按之不绝，便是有子。月断病多，六脉不病，亦为有子。妇人不月，脉滑而代者，两月胎息也；滑疾而散者，胎已三月也；重手按之滑疾不散者，五月也；妊娠脉实大者，吉；沉细者，难产；脉革者，坠胎；离经者，产期。

小儿脉法

小儿五岁以下，气血未盛，经脉未充，无以别其脉象，故以食指络脉之形于外者察之。食指第一节寅位，为风关；第二节卯位，为气关；第三节辰位，为命关。以男左女右为则。纹色紫曰热，红曰伤寒，青曰惊风，白曰疳疾，淡黄隐隐为无病，黑色曰危。在风关为轻，气关为重，命关为危。脉纹入掌为内钩纹，弯内为风寒，弯外为食积。及五岁以上，乃以一指取寸关尺之处。常以六至为率，加则为热，减则为寒，皆如诊大人法。小儿脉乱、身热、汗出、不食、食即吐出，为变蒸。四末独冷，鼓栗恶寒，面赤气和，涕泪交至，必为痘疹。半岁以下，于额前眉端发际之间，以名中食三指候之，食指近发为上，名指近眉为下，中指为中。三指俱热，外感于风，鼻塞咳嗽；三指俱冷，外感于寒，内伤饮食，发热吐泻。食中二指热，主上热下寒；名中二指热，主夹惊；食指热，主食滞。

小儿惊纹主病歌

指纹何故忽然浮？邪在皮肤未足愁。腠理不通为表证，急行疏解汗之瘳（原注：纹直而细者，为虚寒少气，难愈。粗而色显者，为邪干正气，易治。纹中有断续如流珠形者，为宿食）。

若见关纹渐渐沉，须知入里病方深。莫将风药轻相试，合向阳明证里寻。身安定见红黄色，红艳多从寒里得，淡红隐隐本虚寒，莫把深红认为热。关纹见紫热之征，青色为风木所称，伤食紫青痰气逆，三关青黑祸难胜。指纹淡淡亦堪惊，总是先天禀赋轻。脾胃本虚中气弱，切防攻伐损胎婴。关纹涩滞甚因由？邪遏阴荣卫气留。食郁中焦痰热炽，不行推荡更何求。纹形弓反里，咳嗽感寒因。纹形弓反外，热痰夹食惊。流珠与长珠，伤食腹痛频。如枪或如针，热痰风不宁。来蛇有湿热，呕逆成疳积。去蛇伤饮食，渴烦而吐泻。形乱如鱼骨，惊痰身发热。形分如水字，饮食有停滞。透关射指中，风热痰结胸。透关直射甲，肝旺脾受克。

名医脉论

凡内伤证，左脉常细而涩，右脉多浮而大（原注：疟病之脉，亦两手不一）。盖阳气下陷，不能生阴，故血枯而左脉细涩；脾胃亏损，不能生金，故气虚而右脉浮大。（张石顽）

凡虚损证脉浮大者，属阳虚；细数者，属阴虚。芤为失血。若两手俱芤，中有一部独弦者，为有瘀蓄未尽，当去其瘀；若见数大者，为火旺；弦数者，为骨蒸，均难治。（张石顽）

虚损转潮热、泄泻，脉短数者，为无胃气，不治；脉小而数者，亦不治。

尺中弦急者，必因房劳发热，若关尺俱弦细而急者，不治。

脉微者薄也，为阳气虚不能卫其外，宜通脉四逆汤；细者小也，为阴血虚不能荣其中，宜当归建中汤。（陈修园）（原注：尺脉微者为里急，禁汗，禁下）

妇女之脉，两尺涩而不连属者，闭经之象也。

肺气素虚之人，及久嗽伤肺者，偶有感冒微发热、头疼，脉必浮大而虚，切忌服发散药。一发则肺气耗散，不能安卧，只须葱白豆豉汤足矣。

凡脉乍大乍小、时沉时浮者，乃血气虚而随火用事也，宜归脾加减调之。

风寒之脉，左手浮大而紧。温病之脉，右手浮大而数。

凡房劳而眩晕者，左脉涩，而右手关尺必浮弦而长。（萧廉泉）

凡左手寸关浮缓而弦、余脉如常者，乃上部有风热也。

左寸浮大而散，右寸浮涩而短；左关弦软而长，右关缓大而软；两尺沉滑而搏，皆平脉也。

浮脉要尺中有力，为先天肾水可恃，发表无虞。沉脉要右关有力，为后天脾胃可凭，攻下无虞。（盛启东）

六部脉中，有少冲和之气者，即是病脉。或反见他脏之脉，是本脏气衰，而他脏之气乘之也。如脾胃虚损，则肝木乘之，故肝强脾弱，右关脉必弦也。（石顽）

贵人脉，常清虚流利。富人脉，常和滑有神。贱者之脉，多壅浊。贫者之脉，多蹇涩。先富贵而后贱，则气郁血衰，脉必不能流利和滑也。（石顽）

富贵之人恒劳，心肾精血内戕，病脉多虚，纵有表里客邪，不胜大汗大下，全以顾虑元气为主。贫贱之人藜藿充肠，风霜切体，筋骸素惯疲劳，脏腑多系坚固，即有病苦忧劳，不能便伤神志，一以攻发为先。（石顽）

肥人肌肉丰厚，胃气沉潜，初感风寒，未得即见表脉，但鼻塞声重，涕唾稠黏即是风寒所伤。若虽鼻塞声重，而咳痰不出，极力咯之，乃得一线黏痰，甚则咽腭肿胀者，乃风热也。瘦人肌肉浅薄，胃气外泄，即发热头痛，脉来浮数，多属于火，但于辛凉发散之中当顾其阴。（石顽）

西北之人，惯受风寒，素食煤火，外内坚固，所以脉多沉实，一切表里诸邪，不伤则已，伤则必重，非大汗大下不能中病。滇粤之人恒受瘴热，惯食槟榔，表里疏豁，所以脉多微数，按之少实，搏有风寒只宜清解，不得轻用发散。江南之人禀赋最薄，脉多不实，且偏属东方木，火最盛，故温病为多，搏发热身痛，不可大发其汗，只宜轻剂解肌。（石顽）

新病虽各部脉脱，中部存者，是有胃气，可治。久病而右手关尺软弱，按之有神，可卜精血之未艾，他部虽危，治之可生；若尺中弦急，按之搏指，或细弱脱绝者，不治。（石顽）

下指浮大，按久索然者，正气大虚之象。下指濡弱，久按搏指者，里病表和之象。下指微弦，按久和缓者，久病问安之象。大抵病人之脉，下指虽见乏力，或弦细不和，按至十余至渐和者，必能收功。若下指似和，按久微涩，不能应指，或渐觉弦硬者，必难取效。（石顽）

凡温热病，脉以数盛有力为顺，细小无力为逆。得汗后，脉不衰，反盛躁，尤逆也。六阳之脉，偏于浮大，其沉候，即在常脉之中候，非沉候，全无也。六阴之脉，偏于沉细，其浮候，即在常脉之中候，非浮候，全无也。（费晋卿）

脉大而无力，为阳虚。脉散而无力，有阴虚。（薛立斋）

凡脉弱而停至者，乃内伤之证，急宜补气血以调之，缓则不治。（萧廉泉）

费晋卿脉法歌

脉乃命脉，气血统宗。气能率血，气行血从。右寸为肺，所以主气；百脉上通，呼吸所击。左寸为心，生血之经；一气一血，赖以养形。其在右关，脾胃属土，仓廪之官，水谷之府。其在左关，肝胆之部，风阳易动，不宜暴怒。右尺命门，釜下之火，日用必需，是可补助。左尺肾水，性命之根，与右尺火，并号神门。部位既明，当知脉象；切脉之时，不宜孟浪。以我中指，先按关上，前后二指，寸尺相向。脉有七诊，浮中及沉，左右判别，上阳下阴。九候之法，即浮中沉，三而三之，分部推寻。别有一种，名曰斜飞，尺则犹是寸关相违。更有一种，正位全无，反出关后，大象模糊。男脉左大，女脉右盛；男子寸强，女子尺胜。脉应四时，递相判别，春弦夏洪，秋毛冬石。五脏之脉，各部分见，先能知常，方能知变。心脉浮大，肺脉浮涩，肝脉沉弦，肾脉沉实。脾胃之脉，和缓得中，右尺命火，与心脉同。临诊脉时，虚心静气，虚则能精，静则能细。以心之灵，通于指端，指到心到，会悟参观。脉来太过，外感为病；脉来不及，内伤之证。人之大气，积于胸中，呼吸出入，上下流通。呼出之气，由心达肺；吸入之气，肝肾相济。呼吸定息，迟数可别，一息四至，和平之极；五至为常，亦无差忒；三至为迟，迟乃寒结；二损一败，不可复活；六至为数，数即病热；七至为疾，热甚危急；若八九至，阳竭阴绝。浮脉在上，轻按即得，肌肤之间，百不失一。沉脉在下，主里主阴，按至筋骨，受病最深。浮沉迟数，脉之大端，四者既明，余脉详看。大纲秩然，条目宜审，滑涩虚实，亦为要领。浮脉上泛，如水漂木，轻取即得，重按不足。芤脉如葱，轻平而空，浮沉俱有，但虚其中。如按鼓皮，其名曰革，中沉俱空，阳亢阴竭。肌肉之下，其脉为沉，重按乃得，病发于阴。弦大而沉，厥名曰牢，气凝血结，浊阴混淆。沉极为伏，三候如无，气机闭塞，真阳已孤。迟脉为寒，气凝血滞，若损与败，不可复治。迟而一止，其名曰结，气血错乱，兼主冷积。结虽时止，至数无常。代则有定，气血消亡。数脉气热，其阴必虚，若因风火，则为有余。热甚则疾，一息七至，八九为极，烦冤而死。数而一止，其脉为促，多主肺痈，郁热阳毒。滑脉主痰，亦主诸气，气盛痰多，往来流利。动脉如豆，多见于关，若在寸尺，阴阳两铿。涩为血少，往来涩滞，血不养气，艰难而至。虚脉如何？往来无力，浮中如常，沉候亏缺。濡脉浮小，如水漂棉，轻取无力，重按豁然。微脉更虚，有无之间，气血亏损，病势颠连。散脉无定，涣而不收，元气将败，如水浮沤。弱脉在下，似弦非弦，沉细而软，不宜壮年。细则更沉，如发如丝，行于筋骨，虚寒可知。短脉气病，见于寸尺，不能满部，真阳遏抑。实脉之来，三候有力，更大于牢，邪滞郁结。洪脉上涌，与洪水同，泛泛不已，热盛于中。大脉较阔，来刚去柔，正虚邪盛，病进可忧。弦脉劲直，如张弓弦，木旺克土，痰饮连绵。弦而弹转，其脉为紧，为寒为痛，浮沉宜审。寸尺之脉，有时而长，过于本位，毗阴毗阳。唯有缓脉，悠悠扬扬，是为胃气，见之吉祥。别有一种，急缓近迟，血虚气弱，积湿可知。一切病证，不外三因，何证何脉，辨之贵真。不能殚述，自可引伸；神而明之，存乎其人。

附：时方歌

补可扶弱之剂（歌十首，方二十四）

四君子汤中和义，参术茯苓甘草比，益以（半）夏陈（皮）名六君（子汤），祛痰补气阳虚饵。除却半夏名（五味）异功（散），或加（木）香砂（仁）胃寒使。脾虚泄泻宜七味（白术散），霍（香干）葛木香四君子（原注：四君子加黄芪、山药，名正元丹）。

补中（益气汤人）参草术归陈，芪得升（麻）柴（胡）

用更神；劳倦内伤功独擅，阳虚外感亦堪珍。

血虚身热有奇方，须用当归补血汤，五倍黄芪归一分，真阴濡布在扶阳。

一切气虚保元汤，芪外参内草中央，加（肉）桂能生命门气，痘疮灰陷与清浆。四物（汤生）地归芍药芎，血家百病此方通。八珍合入四君子，气血平调补化工。益以黄芪兼肉桂，十全大补（汤）补方雄。去芎加（五）味陈（皮）远志，人参养荣（汤）法建中（原注：四物汤加参芪，名圣愈汤）。

天王补心（丹）元（参）丹（参人）参，生地（天麦）二冬柏子仁，远志枣仁归五味，茯苓桔梗朱砂寻。

六味地黄（丸）山茱肉，丹皮泽泻苓山药，火衰附子肉桂加（名桂附八味丸），水亏黄柏知母著（名知柏地黄丸）。劳嗽（加）五味名都气（丸），八仙长寿（丸）麦（冬五）味酌。桂附八味加车（前牛）膝，丸名肾气蛊胀作（原注：桂附八味丸加玄参、芍药，名十味地黄丸，治上热下寒）。

归脾汤用术参芪，归草茯神远志随，酸枣木香龙眼肉，煎加姜枣益心脾。

托里十宣（散）参芪芎，桂心白芷（厚）朴防风，甘桔（梗）当归酒调服，疡痈脉弱赖之充。

阴盛阳虚汗自流，肾阳欲脱附（子人）参求（名参附汤），脾阳遏郁术和附（名术附汤），若卫阳虚芪附投（名芪附汤）。（原注：术附汤加姜、枣、甘草，名近效白术汤）。

重可镇逆之剂（歌七首，方八）

磁朱丸最构阴阳，神曲能俾谷气昌，内障黑花聋并治，若医癫痫有奇长。（苏子）降气汤中苏半（夏生）姜，前（胡）陈（皮茯）苓朴草沉香，风寒咳嗽痰涎喘，肺气不行宜此方。

（朱砂）安神丸剂在清凉，归草朱（砂黄）连生地黄，昏乱怔忡时不寐，操存须令守此乡。

四磨汤治七情侵，乌药参槟（榔）及黑沉（香），磨汁微煎调逆气，虚中实证此方寻。

镇纳浮阳黑锡丹，硫黄入锡结成团，胡芦（巴破）故纸（小）茴沉（香）木（香），（肉）桂附金铃肉蔻丸。

镇阴煎用熟地甘，附（子肉）桂牛膝泽泻兼，全真一气（汤入）参（麦）冬（五）味，附术（熟）地牛（膝）降火炎。

二加龙骨治虚劳，男子失精女梦交；牡蛎白薇兼附子，（白）芍甘（草生）姜枣去浮嚣。

轻可去实之剂（歌十七者，方十九）

人参败毒（散）茯苓草，枳（壳）桔柴前（胡）羌独

（活川）芎，薄荷少许姜三片，时行感冒有奇功。去参加入防（风）荆芥，荆防败毒（散）消热风；若入连翘金银花，连翘败毒（散）治疮痈。（原注：本方加陈米，名仓廪散。）

九味羌活（汤，一名冲和汤）用防风，细辛苍（术白）芷与川芎，黄芩生地同甘草，三阳解表益姜葱。

参苏饮内用陈皮，枳壳前胡半夏随，干葛木香甘桔茯，内伤外感此方奇。

香（附）苏饮内草陈皮，汗顾阴阳用颇奇，荆芥芎防（风）秦艽蔓（荆子），解肌轻剂虚人宜。

钱氏升麻葛根汤，芍药甘草合成方，阳明发热兼头痛，下利发癍痘疹良（原注：升麻葛根汤加人参、秦艽、桂枝、白芷、防风、葱白，治中风口眼㖞斜，名秦艽升麻汤）。

藿香正气（散）大腹苏，芷桔二陈（汤）术朴俱，加入枣姜和胃土，感伤岚瘴力能驱。

五积散治五般积，麻黄苍（术白）芷芍归芎，枳桔桂姜甘茯薄，陈皮半夏益姜葱。

小续命汤桂（枝）附芎，麻黄参芍杏防风，薄荷半夏归甘草，风中诸经以此通。四时合病在三阳，柴葛解肌（汤）柴葛羌，白芷桔芩膏芍草，利减石膏呕（加）半姜。

苍耳散中用薄荷，辛夷白芷四般和，姜葱调服疏肝肺，清升浊降鼻渊瘥。

川芎茶调散荆防（风），（细）辛芷薄荷甘草羌，目昏鼻塞风攻上，正偏头痛悉平康（一加僵蚕、菊花）。

葛根汤内麻黄襄，二味加入桂枝汤，二阳合病自下利，无汗恶风项背强。

鸡鸣散是绝奇方，苏叶吴萸桔梗（生）姜，（木）瓜橘槟（榔）煎冷服，肿浮脚气效彰彰。

普济消毒（饮）板蓝根，翘荷甘桔与玄参，僵蚕马勃牛蒡子，荆芥银花鲜苇烹。

辛凉平剂银（花连）翘散，桔梗薄荷豆豉淡，竹叶牛（蒡）甘荆芥穗，清肃上焦温热减。

升阳散火（汤）羌柴防，参苓加入升葛汤，胃虚食冷脾阳郁，发热恶寒此剂良。

二陈（汤）平胃（散）威灵仙，柴苓青皮槟（榔生）姜添，无汗（加）麻黄头痛（加白）芷，湿寒疟疾此方先。

宣可决壅之剂（歌三首，方五）

稀涎汤用皂（角）半（夏白）矾，卒中风痰姜汤添，更有通关（散细）辛皂末，吹来得嚏生可还。

逍遥散用当归芍，柴苓术草加姜薄，取郁除蒸功最奇，调经八味（逍遥散粉）丹（皮山）栀著。

真人活命（饮）金银花，防芷归陈草节加，贝母天花兼乳没，穿山皂刺酒煎嘉。

通可行滞之剂（歌五首，方六）

导赤（散）生地与木通，草稍竹叶四般攻；口糜茎痛兼淋沥，泻火功归补水中。

五淋散用草栀仁，归芍灯心赤茯苓，热入膀胱便不利，调行水道妙通神。

溺癃不渴下焦枯，知（母黄）柏同行肉桂扶，丸号通关能利水，又名滋肾补阴虚。

六一散中滑石甘，夏天中暑渴兼烦，益元（散）再入朱砂研，泻北玄机在补南。抑木和中（汤）白蒺藜，郁金二术青陈皮，当归砂半茯苓朴，佛手檀香木香随。

泄可去闭之剂（歌五首，方六）

（干）姜（巴）豆大黄备急丸，专攻闭痛及停寒，更疗中恶人昏倒，阴结垂危得此安。

温脾（汤）桂附与干姜，朴草同行佐大黄，泄泻流连知痼冷，温通并用效非常。

防风通圣（散）大黄硝，荆芥麻黄栀芍翘，甘桔芎归膏滑石，薄荷芩术解三焦（原注：加人参、熟地、黄柏、黄连、羌活、独活、天麻、全蝎、细辛，名驱风至宝丹，治诸风热）。

凉膈（散芒）硝黄栀子翘，黄芩甘草薄荷饶，再加竹叶调蜂蜜，膈上如焚一服消。

失（笑）散蒲黄及五灵（脂），血迷心窍酒煎斟，山楂一味（童）便（饴）糖入，独圣（散）功专疗血停。

滑可去著之剂（歌七首，方七）

初痢多宗芍药汤，芩连归草桂（枝）槟（榔木）香，血多地榆槐花入，寒益黑姜热大黄。

隐君遗下滚痰方，礞石（滚痰丸）黄芩及大黄，少佐沉香为引导，顽痰怪证力能匡。

地黄饮子少阴痱，桂附苁苓薄荷（山）黄，麦（冬五）味远（志菖）蒲巴战斛，舌暗足废此方宜。

妄行独语病如狂，无热脉浮己地汤，防己防风桂枝草，汁和生地疗风飏。

脾缓中风解语汤，舌强不语用羌防，天麻桂附羚羊角，甘草枣仁竹沥姜。

催生保产（无忧散）有良方，朴艾归芎荆芥羌，芪芍菟丝枳贝草，生姜煎服子母康（朴艾七分，芪芥八分，枳壳六分，川贝一钱，归芎钱半，兔丝一钱四分，羌草五分，芍钱二分，姜三片，催生去艾加红花七分）。

侯氏黑散菊花芩，参术归芎姜桂（枝细）辛，防风牡蛎矾苓桔，为散填空酒服灵。

涩可固脱之剂（歌九首，方十）

火炎盗汗六黄汤，二地芩连柏与当，倍用黄芪偏走表，苦坚妙用敛浮阳。

卫阳不固汗洋洋，急用黄芪附子汤，止汗又传微汗出，玉屏风散术芪防。

下血淋漓治颇难，济生遗下乌梅丸，僵蚕炒研乌梅捣，醋下几回病即安。

真人养脏（汤）木香诃（子），肉蔻当归粟壳多，术芍桂参甘草共，脱肛久痢即安和。

斗门原有秘传方，黑豆干姜芍药良，甘草地榆罂粟壳，痢门逆证总堪尝。

四神（丸）故纸与吴萸，肉蔻除油五味须，大枣生姜同煮烂，五更肾泻火衰扶。

金锁固精（丸）芡莲胡，龙骨牡蛎沙蒺藜，连粉糊丸盐酒下，涩精秘气止滑遗。妄梦遗精封髓丹，砂仁黄柏草和丸，盐汤调下交水火，封固肾藏梦魂安。

甲乙归藏（汤治隔宵难睡）夜交藤，龙齿柴（胡类醋炒）薄柏子仁，生地芍归真珠母，枣沉夜合花丹参。

湿可润燥之剂（歌三首，方三）

救肺汤中杏石膏，人参甘草与阿胶，枇杷（脂）麻麦
（冬）干桑叶，解郁滋干拯肺劳。

琼玉膏中生地黄，参苓白蜜炼膏尝，肺枯干咳虚劳证，金
水相滋效倍彰。

生胀（散）麦冬五味参，保肺清心治暑淫，气少汗多兼
口渴，病危脉绝急煎斟。

燥可去湿之剂（歌六首，方九）

平胃散中苍术朴，陈皮甘草四般药，除湿散满驱瘴岚，调
味诸方从此扩。或合二陈（汤名平陈汤）或五苓（散名胃苓
汤），硝黄麦（芽神）曲均堪著，若合小柴（胡汤）名柴平
（汤），煎加姜枣除食疟。

葛花解醒（汤）木香砂（仁），二苓参术蔻仁加，神曲干
姜陈泽泻，温中利湿酒伤瘥。

五皮饮用五般皮，陈茯姜桑大腹奇，或用五加易桑白，脾
虚腹胀此方宜。

二陈汤中半夏陈，益以茯苓甘草神，利气调中兼去湿，诸
凡痰饮此为珍。

草薢分清（饮）石菖蒲，草稍乌药智仁扶，或益茯苓盐

少许，遗精白浊化为无。腰疼如带五千钱，肾著汤方古所传，甘草茯苓干姜术，补脾行水是真诠。

寒能胜热之剂（歌十三首，方十五）

泻白（散）桑皮地骨皮，甘草粳米四般宜。秋伤燥令成痰嗽，火气乘金此法奇。甘露（饮）二冬二地均，枇杷（叶黄）芩枳（壳石）斛茵陈，合和甘草平虚热，口烂龈糜吐衄珍。

（吴）茱（一分）连（六分）六一左金丸，肝郁胁疼吞吐酸，更有痢门通用剂，（木）香（黄）连丸子服之安。

温胆汤方本二陈（汤），竹茹枳实合和匀，不眠惊悸虚烦呕，日暖风和木气伸。

龙胆泻肝（汤木）通泽柴，车前生地草归偕，栀芩一派清凉品，湿热肝邪力可排。

党归芦荟（丸）黛栀将，木麝二香及四黄（黄芩、黄连、黄柏、大黄），龙胆共成十一味，肝经实火此丸攘。

犀角地黄（汤）芍药丹（皮），血升胃热火邪干，斑黄阳毒皆堪治，或益柴芩总伐肝。

四生丸用叶三般，艾（叶侧）柏（叶皆用鲜）鲜荷（叶大）生地斑，共捣成团入水化，血随火降一时还。

黄连解毒汤四味，黄柏黄芩栀子备，燥狂大热呕不眠，吐衄斑黄均可使。若云三黄石膏汤，再益麻黄及豆豉，此系伤寒温毒盛，三焦表里相兼治。

清骨散用银柴胡，胡连秦艽鳖甲符，地骨青蒿知母草，骨蒸痨热保无虞。

竹叶石膏汤人参，麦冬半夏与同斟，甘草生姜兼粳米，暑烦热渴脉虚寻。

地骨皮散四物（汤）兼，益以丹皮合三钱，阴虚火旺骨蒸热，滋肾清肝治不眠。

清营汤用玄丹参，犀角黄连竹叶心，生地麦冬银翘入，暑温谵语急煎斟。

热可制寒之剂（歌四首，方四）

回阳救急（汤）用六君，桂附干姜五味群，加麝三厘猪胆汁，三阴寒厥见奇勋。

益元（汤）艾附与干姜，麦（冬五）味知（母黄）连参草将，葱白童便为引导，内寒外热是奇方。

三生饮用（天南）星附（子川）乌，三皆生用木香扶，加参对半扶元气，卒中痰迷服之苏。

扶阳助胃（汤）吴茱萸，附（子肉）桂干姜芍陈皮，草蔻智仁甘（草）白术，虚寒上逆胃痛除。

附：《药性赋》三篇

庐陵萧涣唐廉泉氏撰

甘性药类（凡六十种）

（黄芪）达表补虚，（白术）健脾燥湿，（地黄）有滋肾填髓之功，（人参）擅养阴生津之益。（甘草）解毒而和中，（饴糖）益荣以止渴，助脾固肾（山药）为良，利水宁心（茯苓）难得。（龙骨）降逆而安神，（鹿茸）益精而生血，补中益气多服（鹿胶），消痞软坚无如（鳖甲）。（天门冬）除湿清火，能疗偏枯。（麦门冬）润燥生津，兼通络脉，镇心宜用（朱砂），定魄还须（珀琥），（黑芝麻）润肺通肠，（赤石脂）燥湿除热。补脾益胃，久食（黄精）解毒，调中共推（白蜜），固肾者（续断），强阴者（苁蓉）。（石斛）益脾清肺，（葳蕤）除热祛风，（使君子）消积健脾，（蒲公英）散肿治痛，（乌梅）敛肝而清热，（扁豆）下气以和中。养血安胎（阿胶）为最，软坚敛汗（牡蛎）有功。（白石英、紫石英）温中无异，（菟丝子、覆盆子）益髓相同。（牛膝）治痿，（龟板）益阴，（杞子）滋肾，（枣仁）宁心，（杜仲）能健腰膝，（锁阳）最壮骨筋。（土茯苓）治痈解毒，（山萸肉）敛火涩精。消毒祛风（银花）为上，安中益气（大枣）堪珍，（苡仁）理拘挛而除湿，（柏实）养心气而平惊。明目养肝，（益母、蒺藜）俱重，壮阳起痿，（胡芦、巴戟）同称。（猪苓）利水，（羊藿）益阴。补心脾者（益智），涩精气者（金樱）。（桑螵蛸）之固肾，（骨碎补）之强筋。（五味）则肺气能敛，（木瓜）则脚气可平。（龙眼肉）补心神，暂时见效。（何首乌）止血脱，久疟宜寻。

辛性药类（凡八十二种）

散风先用（白芷），发汗无如（麻黄），追风者（羌活、独活），降气者（沉香、木香）。（葛根）退大热而升胃气，（细辛）散逆邪而理湿伤。（苏叶）疏畅肺脾，（梗）宽中而（子）下气；（桂枝）调和荣卫，（肉桂）达下而（桂心）通阳。（天麻）有除湿祛风之效，（升麻）擅解毒辟疫之长。发汗祛寒须加（葱白），散邪止呕必用（生姜），（桔梗、杏仁）泻肺邪而喘止，（防风、荆芥）舒肝郁而痛亡。欲疗肢节之拘挛，（秦艽）为上；若治腰膝之痹痛，（狗脊）最良。（薄荷）散风消肿，浮于头面，（香薷）清暑定霍，乱于中脏。（附子）回阳，（半夏）降逆，（故纸）温肾助脾，（干姜）逐寒去湿，（橘皮）行气而消痰，（青皮）破滞而散结。（吴萸、川椒）俱能下气温中，（神曲、砂仁）总是理脾消食。（藿香）止呕而辟邪，（丁香）调中而除哕。（白蔻、肉蔻）并温胃阳，（麦芽、谷芽）皆消肠积。（艾叶）暖中而安胎，（芥子）豁痰而舒胁。（枳壳、香附）散郁滞以何难，（厚朴、槟榔）除胀满而有益。润燥除湿者（贝母），祛风燥痰者（南星）。（当归）养血清火，（川芎）活血调精。（麝香）通窍而治痫，（虎骨）辟邪而镇惊。（天仙藤）疏气活血，（地肤子）利便通淋。（远志）安心神能益智慧，（菖蒲）开心窍兼出声音。（红花）破血气之滞，（乌药）散恶气之侵。利窍开关（皂角、木通）异用，下气行水，（腹皮、防己）并称。（牵牛）则气肿能下，（僵蚕）则肝风可平。行血散瘀药宜（泽兰、胡索），明目退翳，草取（木贼、谷精）。（茴香）治疝气，（辛夷）治鼻渊，（苍术）燥湿发汗，（灵脂）散血通肝。（旋覆花）气结能下，（款冬花）喘咳能安。（没药、乳香）活血而消肿痛，（芜荑、芦荟）杀虫而治惊肝。久疟非（常山）不截，冷积非（巴豆）不痊，是皆辛温之味，实司攻散之端。

苦性药类（凡九十二种）

（黄连）泻心经之邪，（黄芩）除肠胃之热。（知母）降火而滋阴，（黄柏）清热而燥湿。（栝蒌）能解胸膺，（花粉）最生津液。（桃仁、茜草）治心腹之血瘀，（芒硝、大黄）荡脏腑之热积。达少阳而平寒热，（柴胡）无双；清阳明而止渴烦，（石膏）第一。（芍药）则行血平肝，（丹皮）则除热散结。利湿消水，（车前、泽泻）同功，解毒清心，（连翘、苦参）得力。（丹参）能去心邪，（紫菀）唯下气逆，（龙胆草）能伐肝邪，（马兜铃）专散肺郁。欲清头目而降下，须用（菊花）；若通经络以去烦，无如（竹沥）。（竹茹）清胃火，（桑皮）泻肺金，（槐花）去邪疗痔，柏（叶）凉血益阴，（瞿麦）逐膀胱湿热，（萹蓄）治黄疸热淋。血热在下焦，（地榆）可去；水湿归脏腑，（大戟）能平。（茅根、芦根）清胃热而呕止，（通草、灯草）降心火而下行。（羚羊角）清热明目，（夏枯草）散结消瘰。（鹤虱、雷丸）能杀虫而消积，（牛黄、蝉蜕）最治痫而镇惊。退骨蒸者（青蒿），解毒者（紫草）。（蒲黄）能散血瘀，（滑石）最利水道。（青黛）则肝热能消，（白薇）则血厥可疗。行消肿者，（甘遂、芫花）；润下软坚者，（昆布、海藻）。辟邪解毒，（犀角）通灵。癫痹祛风，（稀莶）最妙。（三棱、莪术）俱有伐肝之功，（郁金、姜黄），均为引血之草。（山楂）之消肉食，（钩藤）之治痫惊，（前胡）宽中下气，（草薢）去浊分清。泻肺气者（葶苈），祛头风者（蔓荆）。（元参）散火而滋肾，（沙参）益肺而清心。（竹叶）则除烦解渴，（栀仁）则引热下行。（白头翁）主治热痢，（青葙子）最清肝经。（五加皮）祛风活血，（五倍子）敛汗涩精。（茵陈）治黄疸，在除湿而清热，（诃子）止滑泻，能敛肺以开音。（桑寄生）养血安胎，腰痛需用；（杜牛膝）散血解毒，喉痹急寻。（秦皮）解热痢之毒，（小麦）除烦渴之嗟，（天竺黄）最清心气，（地骨皮）专泻肾邪。（郁李仁）散结有效，（枇杷叶）下逆堪夸。（穿山甲）善通经络，（威灵仙）主治痹麻。（荜茇）温中而下阴气，（良姜）暖胃而散寒邪，喉肿咽干，急须（豆根、牛蒡），肝热目翳，快用（决明、蒙花）。（代赭石）之清心益肾并用，（乌贼骨）之和血除湿亦嘉。

上《药性赋》三篇，宗《神农本草》而添考唐宋诸家之说，举其用而不及其体，便读也。欲明其体，则有《本草经》在。（廉泉识）

补　遗（凡十种）

阿魏消肉积，血竭散血瘀。

冰片通窍散血，樟脑去湿杀虫。

三七散血定痛，赤小豆散血治痈。

浮萍涤水止痒，蛇床子止痒杀虫。

明矾杀虫除湿，藜芦吐风痰治痫。

《医脉摘要》卷下终

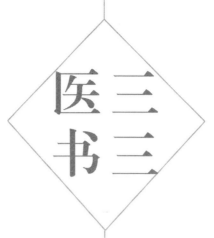

三三医书

医易一理

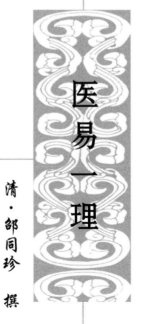

清·邵同珍 撰

提要

　　欧西医学恐基于科学之上，中土医学恐基于哲学之上，而哲学实以易为鼻祖。本书系江夏邵葆丞先贤著作，周毅人社友惠寄，以易理解释医理，故曰《医易一理》。内容于五脏六腑气血阴阳多所论述，而太极两仪四象八卦配五脏周身图说，太极两仪四象八卦督任呼吸天根月窟人身图说，二篇尤为推阐尽致，学者能于此究心，复参考西籍则于气化形迹两得之矣。

叙

伏羲画卦而不言医，医即在卦中也。神农知医而不衍卦，卦即在医中也。羲、农一心也，故医、易一理也。后世离而二之，非也。是以文王知其一也，故于复象言出入无疾；周公知其一也，故于损爻言损其疾；孔子知其一也，故于无妄小象传言无妄之药不可试。迨至关闽濂洛诸大儒皆邃于易，虽不言医而保身养心之道，靡不暗与医合。康节先生说：易至千万言，且旁及草木飞走之性情，亦得神农尝药遗意。吾姻友邵葆丞刺史，少读易，长工医，晚年神而明之，作《医易一理》一卷，将人之全体配合八卦绘图贴说，简而明，精而当，补前人所未及。且葆丞之为人舍热官而不为，甘心济世，每半日送诊而不以为疲，存心若此，真不愧康节后裔也。书成示余，余读数过，喟然叹曰：此伏羲氏之人欤！神农氏之人欤！亦安乐窝中人欤！时

光绪戊戌季秋姻小弟王景彝拜撰

叙

　　仲儿芝诰好言《易》，需次于鄂，得交隐君子焉，实为江夏邵子葆丞刺史，每省予于湘，辄以邵子志高，尚弃官而济人，以医称道弗置口，盖邵子邃于易，精于医者也。辛丑夏，予将之晋，适足疾，侨寓汉皋，因延视之疾，良已，间与言医，则所出著书一册示余，曰：《医易一理》，盍为我识？数语读既竟，客有谓余曰：善乎，邵子艺也，而进乎道矣，独惜明其体而未达其用也。予曰：不然。信如子言，则是举诸图说皆体也，非用也。夫邵子固明明以脾胃为太极者，言其体；以中宫为太极者，言其用矣。所谓大匠诲人，能与人规矩，不能使人巧也。世之学者，引而伸，触类而长，变而通之，以尽利，神而明之存乎其人，则是书之津逮来兹者，夫岂浅鲜？客曰：善。因书以复邵子。

　　　　　　光绪辛丑七月朔郁平六笙陈璃谨序于汉皋客次

自序

道咸之间，余年始壮，仲弟楚白方髫龄，在学业未成，旋丁兵乱，家本儒素，世习岐黄，愚兄弟读书之暇，兼肄《灵》《素》《金匮》《千金》诸书，于医学源流稍窥门径，唯古人所论脏腑形象蓄疑已久，后见《医林改错》，又疑人亡气散，血脉不行，其脏腑形象未必仍如生前。遍览诸书，惜无有发明此义者。今年逾七旬，幸复粗适一弟一子，需次浙中，余退老家居，无所事事，辄取周邵诸子《参同契》诸道书泊各医家著述，旁参互证，始于脏腑疑团涣然冰释，而后知医之理即《易》之理，《易》之用，即医之用，贯通比附，不爽纤毫。今夫造化，一阴阳也，太极两仪，阴阳所由分也；四象，阴阳之太少也；八卦，阴阳之上、中、下也。譬之人身脏腑、五官、呼吸、生育皆应深求其当然之理，所谓乾道变化，各正性命也。余故于内景之与《周易》相配合者，分别图说，一图以脾胃为太极者，明其体，言主宰之理，先天也。一图以中宫为太极者，明其用，言流行之气，后天也，名曰《医易一理》，蠡测管窥，未敢自信，因朋侪怂恿付梓，故叙其缘起如此。愿以就正有道，指其谬误，何幸如之。

光绪二十三年岁次丁酉孟冬上浣郑城四九居士自叙于小安乐窝中

目录

医易一理

江夏四九居士葆诚氏邵同珍述注

胞弟楚白氏同珩编次

绍兴裘庆元吉生校刊

六十四卦配人身图，《周易参同契》已详论之。盖天地一大太极，人身一小太极，即两仪四象八卦，人身亦具焉。脾土色黄，居中，主静，藏意，为诸藏资生之本太极也。肝属木，居下为地，主血藏魂，为果敢之主，木性上浮，为升气之主，木居东方，其气从左而上升，是阳育于阴，于两仪为阴仪，于四象为太阴也。肺属金，居上为天，主气藏魄，司清肃之令，金性下沉，为降气之主，金居西方，其气从右而下降，是阴根于阳，于两仪为阳仪，于四象为太阳也。心属火，居上为日，藏神主性。性者，神之未动，在肺之中，为灵明之府，阳中阴精于四象为少阴也。肾属水，居下为月，藏精，主命。命者，

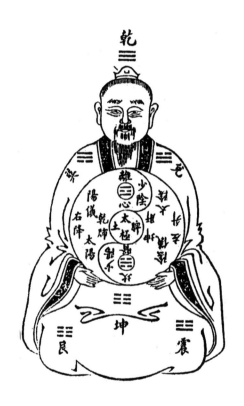

太极两仪四象八卦配五脏周身图

精之未动，在肝之内，为化育之主，阴中阳精，于四象为少阳也。此五藏配太极两仪四象之义，乾为首，为肺；坤为腹，为肝；离为火，为心；坎为水，为肾。四卦配诸四脏，兑为左手，巽为右手，震为左足，艮为右足。四卦又为脾土，土居四维，脾主四肢，此太极生两仪，两仪生四象，四象生八卦之义。盖以人身脏腑气血之升动静言之也。至于易之取象于身，则八卦又各有其义存焉。乾，健也，为首，阳尊，居上也。坤，顺也，为腹，阴广，容物也。坎，陷也，为耳，阳聪于内也。离，丽也，为目，阳明于外也。兑，说也，为口，折开于上也。巽，顺也，为股，两垂而下也。艮，止也，为手，折如指垂也。震，动也，为足，刚动在下也。是以《易》之为书，一卦一辞，皆藏身体之形意，一象一爻，咸寓尊生之心鉴，故圣人立象以尽意，设卦以尽情，系辞焉以尽言，变而通之以尽利，鼓之舞之以尽神，虽不言医而意尽在其中矣。

盖人身全赖中宫真元为之主宰，中宫在震卦之前，艮卦之后，坤卦之上，离卦之下，圣经之致中和，天地位，万物育。禅家之金鼎玉炉，胎息之所，皆谓此也。内藏真火，化精化体，生气生血，贯脊注脑，资养脏腑，化神生智，无形，而生形为人生性命之本太极也（真火系气血交感，精神会聚，呼吸鼓煽，气甚即火也）。人身脑精脊髓，系先天之阳精，如树之枝干，根生于脑，灌注五官百体，内充脏腑，外绕周身，无微不到。不到即不能知觉矣。寿夭强弱，聪明记忆，悉本乎此。为人身天柱之根，于两仪为阳仪，四象为太阳也。人之心脏系先天之阴精，心与脑精相连相应，神本无形，以脑为神之本，心为神之宫，人身血脉之管根生于心，亦如树之枝干，百体内外一气流通有感，即应为人身资生之本，于两仪为阴仪，四象为太阴也。耳目口鼻居首之面，为神明之府，视听言动皆脑气之所发，亦心神有感而应阳中阴精，四象为少阴也。化育延嗣精聚于命宫，心经之气动，阳生血脉，与脑脊之气全到，以为施受之本阴中阳精，四象为少阳也。此太极两仪四象之义，呼从天根督脉之尾骶，于八卦为震卦。震者，动也。吸入月窟任脉之唇下，于八卦为巽卦。巽者，入也。止于艮卦，艮者，止也。圣经之止于至善，知止亦如此也。呼吸起于此，止于此，蕴蓄于此，纳清吐浊，橐籥生气，鼓助真火，薰蒸饮食，资养周身，悉本于此也。邵子诗云：耳目聪明男子身，洪钧赋与不为贫，因探月窟方知物，未蹑天根岂识人？乾遇巽时观月窟，地逢雷处看天根，天根月窟间来往，三十六宫都是春。是以君子窒欲养元精以培元气。元精即元气所化，精与气一也。神即火也，气即药也，注意规中混沌一气，以火炼药而成丹，以神驭气而得道也。今之人专以百计苦营则伤心神，恣情纵欲则伤肾精，百年瞬息，不知节爱，岂不惜哉？

人身脑气血脉根源脏象论

太极动而生阳，静而生阴，阴阳二气，各有其精。所谓精者，天之一，地之六也。天以一生水，地以六成之，而为五行之最先。故万物初生，其先皆水，如果核未实犹水也，胎卵未成犹水也，以及昆虫草木，无不皆然。即凡人之有身，系二五

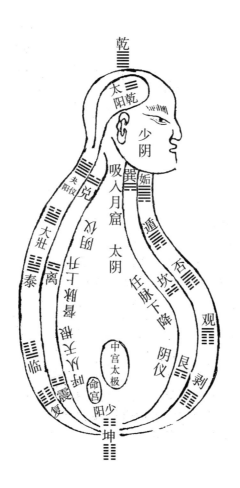

太极两仪四象八卦督任呼吸天根月窟配人身图

之精，妙合而凝，其凝之在上者为脑，其凝之在下者为心。脑之精气，如树之枝干，根生于脑，缠绕周身，五官百体，无微不到。心之血脉，根生于心，亦如树之枝干，百体内外，一气流行。脑之精气，心之血脉，互相环抱，如果核初生之二瓣，鸟卵之内黄白也。人形从此渐成，脏腑从此渐具矣。

经曰：脑者人身之大主。又曰：元神之府，脑。精气居头顶之上，前齐眉，后齐颈，左右齐耳，中系六瓣。中二瓣名曰大脑，前曰前脑，后曰后脑，背行较多，分九对，脑气筋入五官脏腑以司视听言动，故曰：目无脑气筋则不能视，耳无脑气筋则不能听，鼻无脑气筋则不分香臭，舌无脑气筋则不知甘苦。脊髓者，由脑直下，为脑之余，承脑驱使，分派众脑气筋之本也。脊柱二十四节，凑叠连贯，互相勘合而成，共成脑气筋三十一对，由筋分线，由线分丝，愈分愈细，有绕如纲者，有结如球者。以布手足周身，皮肉筋骨，无微不到，人身能知觉运动及能记忆，古今应对万事者，无非脑之权也。

经曰：心者，君主之官，神明出焉。心居诸脏之上中，卦象九五之位，外体圆滑内空如囊，中有横直肉间隔，如户如房，正君之宫，神之户主，运行血脉。人身血脉管根生于心，如树枝干，百体内外，一气流通，面行较多，左右上行至脑，中行至手，下行至足，内行脏腑，外行皮毛，无微不到。神本无形，寤则以脑为神之体，心为神之宫，寐则神归于中宫，性命混合为一也。于五行属火，为日为性，主藏神，为脏之君，以应万事，亦司视听言动也。

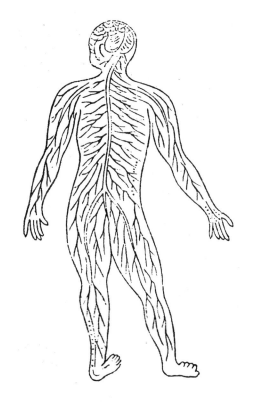

周身脑气筋图

（脑底生九对，脊髓左右共生三十一对）

经曰：肺者，相传之官，治节出焉。肺位诸脏之上，上接气管、会厌、体窝，向内左二叶右三叶，中央是心，质轻而松，外面皮实无窍，为心之华盖，司呼吸，为气之橐籥，为脏之天。于五行属金，金居西方，金性下降，为降气之主，为脏之相，司清肃之令，主藏魄。魄者，附形附血之阴神也。

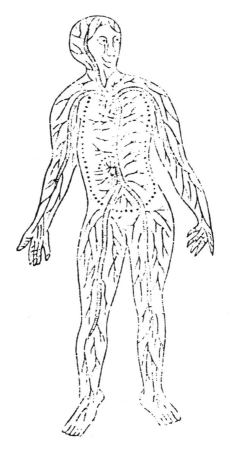

全体血脉管图

经曰：肾者，作强之官，伎巧出焉。男子外肾、内肾、命宫，总曰肾脏。内肾传脑脊之气于命宫，外肾生精转于命宫。

血脉管注于命宫，命宫，即经云精神之舍，男子藏精，女子系胞之所，俗名曰肾肠，妇人曰子宫，子宫内有子核，又名精珠，男精泄于子宫，精珠进裂，内有阴精与阳精交合，渐结薄衣，是为成胎。于五行属水，为月为命，主藏精，为化育延嗣之经也。

经曰：肝者，将军之官，谋虑出焉。肝四叶，胆附于肝右第二叶，向上圆满，贴承隔肉下锐披离外凸内窝，其中血脉管甚多，胆汁系肝经回血所化。二经司血脉，为血脉周流之主，为脏之地。于五行属木，木居东方，木气上浮，为升气之主，为脏之将，司果敢之气，主藏魂。魂者，附气之阳神也。

经曰：脾主消磨五谷，形如刀镰，在十肋骨内，居胃之左。又云：形如竖掌，外边丰圆，向胁内边深窝，向胃，其中有回血管，出水道，主生津液，化饮食。于五行居中，属土，藏意，为诸脏资生之奉也。

经曰：胃者，仓廪之官，五味出焉。其形纡曲如袋横，居隔下左方，肋骨护其半，头大向左上，连食管，曰贲门。尾小向右，下接小肠。其体三层，外层上下有养血管四支分布，小支密缠于内，因胃接血，比他脏尤多。中层之肉有经纬两纹斜交，故能舒缩拥动，以匀转食物。内层牙色软滑多摺叠纹，周围有小穴以生津液。胃体内外有脑气筋散布之。胃之本热有限，全赖中宫真火熏蒸消化，有食之之时，其热较烈，胃津味酸，色如白沫，主消化食物。无食之时，津不生食，至则渐生，以化之。若食多津少，物不易化，或不合所食，或坚滞之物，亦不易化。不化，即为积聚矣。茶水入胃，消化较食物易快，然胃有微丝血管甚多，能摄吸茶水，以入回血管，由回血管过肝脏，升入心经，运行周身，由肺升出为气，由皮肤渗出为汗，余入内肾，转出膀胱为溺矣。

经曰：小肠者，受盛之官，化物出焉。周回叠积，长三，身有六，上口通胃曰幽门，外皮光滑，内皮摺叠其纹，纹上有尖粒甚密，即吸管之口端。吸管者，吸取食物精液之管也。吸后百派千支散布，各管化精化气化血矣。

经曰：大肠者，传道之官，变化出焉。上口与小肠横接，曰阑门，又名回肠，长二身有四分。上中下三回，上回由右胯骨侧行而上，中回在肝下横过胃底，下回从左软胁斜至肛门。上中二回犹有精液，管吸其余液渣滓递至下回，而出肛门矣。

经曰：膀胱者，州都之官，水道出焉。位居两胯骨盘正中，即前阴交骨之里，体圆如盘，舒缩自如。无溺则缩，溺至则舒，积溺太多，则涨至脐内。底有小孔，斜接溺管，其口与前阴相联。少壮气足，可积至满，老人虚人，则气提不住，有即溺矣。

经曰：悬雍者，在口之内，舌之上，俗名小舌。两旁有薄肉如帘，帘有二层三层者，为口之界，遮掩鼻底两孔，免饮食误入鼻中。凡食物入口，内有六核生津以润之。六核者，两核在牙板后，若耳门之下腮颊之内管口，与上大牙相对；又两核在下牙板内侧；又两核在舌底，皆有管透出舌下，以出津液。若无津液，舌即不知味，且难吞咽矣。故人思食则津生者此也。悬雍之后曰咽，咽以咽食。前曰喉，喉以候气。两旁又有两大核生津液，以润咽喉。舌根之后，形如半舌反搭向下，曰会厌，遮掩气管，免食物误入其中，人之食管在后，气管在前，食管之下曰胃，气管之下即肺经矣。

目视耳听论

《易》说卦云：离，丽也，为目。坎，陷也，为耳。夫耳目之能视听者，唯赖脑之精气贯注于其内。养脑之精气者，又赖心经之血脉，脑之精气，心之血脉，尤全赖中宫之真火，真气有以生之化之也。目有黑白珠，其白珠为收光之区，其黑珠系照物之镜，各物之象透之于目。至于黑珠中之小珠，名瞳人者，得脑之精气，秉知觉灵敏之权者也。世有近视者，因黑珠凸出小珠较远，故艰于远视，用镜宜凹透光于外也。老人精气衰弱，水渐枯缩，故视小不明，用镜宜凸，放光使大也。此目之一征也。耳分外中内三窍，外窍接声，气入中，中窍传声，气入内，又有气管通气入喉内窍，有半圈骨管，亦传声气，有螺纹骨，又名耳鼓骨，感动脑气筋，得以辨别声音者也。老人虚人耳鸣者，精血大亏，虚气感动而鸣，声之兆也，肝肾邪火耳鸣耳聋者，间亦有之，此又耳之一征也。

鼻臭并呼吸舌味并声音论

《易》说卦云：艮为鼻，巽为臭，兑为口舌。鼻之于臭也舌之于味也，皆全赖脑精气之灵敏觉悟为之主宰也。鼻准系脆骨相合而成，内外皆两孔，内孔阔大，透出悬雍之内，以通肺气，而司呼吸。两孔之上，另有水泡骨，俱有软皮，以通于脑，脑气筋分布其上，鼻之能审辨鼻气者，以此病者，窍闭取嚏者，亦如此。肺之呼吸，全赖鼻孔，鼻之两孔，为气出入之门，呼出浊气，吸入清气也。舌乃数肉相合而成，舌面尽是小粒如刺，内粒大于外粒，皆属脑，气筋密布其内，以分别五味。然须六核生津以润之，否则不能知味矣。人之声气出于中宫，达之于肺，中宫为气之根本，肺为行气之主，由肺循行气管，传于会厌，辨之为音，别之于舌，而成言语矣。凡人受风寒声嘶者，皆肺与气管会厌受邪，则气郁不宣而嘶也。痨症声嘶者，皆金燥木亏，肺与气管会厌不利而然也。

气血论

经云：肺主气，心主血，肺之一呼一吸以行脏腑之气，心因之一舒一缩以行经络之血，肺金清肃，其气下行，肾则纳之，归于中宫，助真火，蒸饮食，化精微，以为生元气之根本。呼吸由此而起，声音由此而出，人身之强弱寿夭悉本乎此。心脏舒出紫血之浊气，缩入赤血之清气，赤血即受肺吸入清气，生气由心运行血脉管，滋养周身之精血也。紫血即受脏腑经脉浊气，毒气改变之血由回血管复运行肺内，待呼吸出浊气，得吸入之清气，则紫血复变为赤血，仍流布周身之内，以养身命。人身之血脉运行周而复始也。

明理论

孙真人云：不知易，不足以言太医。夫易具阴阳刚柔动静消长之理，医之为道，系气血虚实寒热表里八者，二者一也。易之阴阳，即医之气血也。易之刚柔即医之虚实也。易之动静，即医之寒热也。易之消长，即医之表里也。易具医之理，医得易之用，医不可以无易，易不可以无医，易之变化出乎天，医之运用由乎我，易之千变万化即医之千病千态、万病万态，医之易学精深，见理必真，以我之一理一心，视病者之一本一病，则千病万病总不外气血虚实寒热表里八者而已。八者不误，则是气是血，或虚或实，从表从里，宜寒宜热，运用之妙，具于一心，是即易之所谓：神以知来，知以藏往，可以易危为安，易亡为存，致心于元境，致身于寿域，气数可以挽回，造化可以转移，固无往而非医，亦无往而非易。易之与医岂有二哉！

阴阳论

太极之初，只是一气混沌，阴阳未分，水火不变。即分之后，清气上升为阳，浊气下降为阴，阴阳二者为易道之变化，实为医道之纲领，不可不深思细察也。盖症有症之阴阳，脉有脉之阴阳，药有药之阴阳。以症而言，则表为阳，里为阴；气为阳，血为阴；热为阳，寒为阴；实为阳，虚为阴；上为阳，下为阴；背为阳，腹为阴；动为阳，静为阴；多言者为阳，无声者为阴；喜明者为阳，欲暗者为阴。阳病者不能俯，阴病者不能仰。以脉而言，则浮大滑数皆阳也，沉微细涩皆阴也。以药而言，则升散者为阳，沉降者为阴；辛热者为阳，苦寒者为阴；行气分者为阳，行血分者为阴；性动而走者为阳，性静而守者为阴。此皆医中之大法也。至于阴中复有阳，阳中复有阴，疑似之间，辨须的确。但两气相兼，则此少彼多，其中更有变化，一皆以理测之，自有显然可见者。若阳有余而更施阳治，则阳愈炽而阴愈消；阳不足而更用阴方，则阴愈盛而阳斯灭。诚能明彻阴阳，无毫厘之失，则《易》所谓刚柔动静，消长盈虚之理，于医可略会其微矣。

先天神气论

《内经》云：粗守形，上守神。又云：得神者昌，失神者亡。皆以先天无形之神气为重也。今之医但以脑气血脉脏腑为言，此特后天有形之阴阳耳。至若先天无形之阴阳，则阳曰元阳，阴曰元阴。元阳者，即中宫无形之火，以生以化神机是也，性命系之，故亦曰元气。元阴者，即命宫无形之水，以长以立化育是也，强弱系之，性命亦系之，故曰元精。元精元气者，即生化精气之元神也。生气通天，唯赖乎此。今之人多以后天劳欲戕及先天，今之医只知有形邪气不知无形元气，夫有形者迹也，盛衰昭著，体认无难。无形者神也，变幻倏忽，挽回非易。嗟乎！又安得有通神明，而见无形者，与之共谈斯道哉！

阴阳虚实，经曰：阳虚则外寒，阴虚则内热，阳盛则外热，阴盛则内寒。又曰：阴胜则阳病，阳胜则阴病，阳胜则热，阴胜则寒。又曰：阳脱则白昼见鬼，阴脱则朝旦目盲。又云：寒极反汗出身冷如冰，此阳脱之候也。

仲景曰：发热恶寒发于阳，无热恶寒发于阴。

《中藏经》曰：阳病则旦静，阴病则夜宁，阳虚则暮乱，阴虚则朝争。盖阳虚喜阳助，所以朝轻而暮重，阴虚喜阴助，所以朝重而暮轻，此言阴阳之虚也。若实邪之候则与此相反。

凡阳邪盛者，必朝重暮轻，阴邪盛者，必朝轻暮重，此阳逢阳旺阴得阴强也。

阴根于阳，阳根于阴。凡病有不可正治者，当从阳以引阴，从阴以引阳，各求其属，而衰之。如求汗于血，生气于精，从阳引阴也。如引火归元，纳气归肾，从阴引阳也。此即水中取火，火中取水之义也。

《医易一理》终

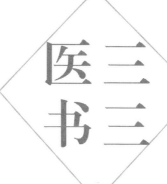

三三医书

医事启源

日·今村亮　撰

提要

　　《医事启源》一卷，日本今村亮先生著，为清名医叶子雨先生录存，裘君吉生向其哲嗣仲经君于数年前出价购得，经无锡周君小农校评。其时，日本正西医盛行之始，著者虑学汉医者喜新厌故，舍己从人，乃提取西医治法为汉医所固有者，如解剖、颁剂等事，凡二十篇。历征古书，博而能确。现在我国医家急当借镜，庶不致见异思迁，略知西医皮毛即自信为已具万能也。

序

　　《医事启源》一卷，日本今村亮著。亮雅精汉医，所著另有《伤寒论私考》八卷，《金匮雕题》三卷，《温疫论订正》二卷，《医谷》二卷，《脚气钩要》二卷，《医案类编》八卷，《药能考》四卷，《暴泻方论》一卷，《医事问答》一卷，《种痘问答》一卷，《杏林余兴》及《续杏林余兴》各一册。此书因西医盛行之始，虑学汉医者喜新厌故，舍己从人，乃撮取西医治法为汉医所固有者，如解剖、顸剂等事，凡二十篇，历征古书，博而能确，示汉医无所不备，其用心深矣！卷首有若山拯叙题文久二年壬戌（同治元年）春正月；末有亮子芳跋题文久二年春二月，则此书当作于文久元年。考日本各种西学，多由和兰人输入，医亦然。其享保（康熙五十五年即享保元年）已前，唯与我及和兰互市（享保前一年即正德五年有减清兰互市舶数之文），日本史称延享元年。甲子（乾隆九年），青木文藏始讲兰书。宝历四年甲戌（乾隆十九年），山胁东洋著《脏志明和》。二年乙酉（乾隆三十年），多喜安元建医学馆。安永三年甲午（乾隆三十九年），前野杉田译《兰方医书》，而《解体新书》亦于是年刻成。天明三年癸卯（乾隆四十八年），《兰学阶梯》成。是年，大槻立泽述《兰文读法》。宽政三年辛亥（乾隆五十六年），幕府政学制仍建医学馆。五年癸丑，建和学所。文化八年辛未（嘉庆十六年），幕府设和兰翻译局。文政九年丙戌（道光六年），兰医多来江户。嘉永二年己酉（道光二十九年），幕府禁兰医方，至安政五年戊午（咸丰八年）停禁，而其势遂不可遏矣。文久元年，建西洋医学所，盖即亮著此书之年。书中自云嘉永二年，兰舶始齐牛痘苗来长崎云云，并可证日本之于西医术得自兰人无疑，而亮之发愤著书亦可知矣。顾自亮著书之日迄今，始五十余年，耳闻日本官私医者，已无一汉医存矣。今我国之医术，亦犹五十年前日本之于和兰也，读此书者，能不有感于斯文。

评：首序不知何许人撰，于著者所有著述，论列甚详，并历举彼国西医发轫之始，亦属翻译。我国自丁氏译西医书抉摘微疵，教育家引之，专政西术，取缔中医报社，于己未有中医仅五十年之寿命。书吾友王兰远君于锡报见之，今见此序结句云云，同志阅之，应如何发愤惕厉耶？国病不治，外人乃谋代治，废中之声浪未已，而法国有专译中医书者，原吾社长择尤邮赠，长吾国脉。

叙

　　蚕之吐丝，王睢之腌鱼，微物之智，亦有过人者。洋夷之性，专一而纤巧，故其所谓穷理之说，及百般器械之制，奥妙精致，殆夺化工。至医治之术亦然。然而，学洋医者，不知其本之皆出于汉土，往往井蛙自夸，以为他所弗有也，不庶于辽豕之见乎？特汉人才粗大能，创之而不能精焉，为可憾耳。了庵今村君邃于医诸也，于古今方书无所不读，迩者抄录洋医者，术出汉籍者若干，条论其梗概以示其徒，名曰《医事启源》。盖欲俾学者知其所本，精之而又精，以箝洋医之口，解时俗之惑也，其志可谓切矣。夫我邦之于汉土，壤地连接，风气相通，政体习俗，以至饮食嗜好，皆小异而大同，则汉方之宜，邦人亦可推矣，况惯熟二千年之久者乎。虽然，今之学汉方者，大率皆拘牵常格，不能有所发明，所谓依样画葫芦。彼术之出于己者，且不省知，俾红发异类，成竖子名，此则独何欤？读是书者，可以愕然而寤矣。

　　　　　　文久二年壬戌春正月严邑若山拯叙高桥丰圭书

目录

医事启源

日本上毛今村亮只卿著
后学无锡周镇小农评阅
绍兴裘庆元吉生校刊

汉土医术，精核详密，超绝诸蕃。至于外治，则蕃亦不无可取，但其所用之方，汉既皆有。从来汉医或用焉，或否焉，从人人所见，而至其法，制载籍历然，悉可检按，彼徒未会，睹汉籍自夸开创，固无足咎，乃医不学者从而和之，遂使世人言蕃医精细，穷理新奇，取功非汉学所企及也，可甚笑矣。抑内景之说出于《素》《灵》，导尿之术，创于《千金》，斑蝥起泡、蚂蜞咂血等，晋唐方书屡称其功。今举数条以授生，徒顾征引，率略挂一漏百，庶博雅之士触类纂集，非固与彼抗，特示汉无不备耳。是书脱稿，会闻栲窗，喜多村先生既有著辨之，恨予未及鉴知，不免辽豕之讥焉。

解　剖

《灵枢·经水篇》曰：夫八尺之士，皮肉在此，外可度量，切循而得之，其死可解剖而视之，其藏之坚脆，府之大小，谷之多少，脉之长短，血之清浊，气之多少，十二经之多血少气，与少血多气，与其皆多血气，与其皆少血气，皆有大数。解剖之言，始见于此。《汉书》王莽传，莽诛翟义之党，使太医尚方与巧屠共刳之，度量五藏，以竹筳导其脉，知所终始，云可以治病。《文献通考》载《五脏存真图》，赵与峕《宾退录》云：广西戮欧希范及其党，凡二日，割五十有六腹，宜州推宫灵简皆详视之，为图以传于世。晁公《武郡斋读书志》载《存真图》一卷，崇宁间泗洲刑贼于市，郡守李夷行遣医并画工往，视诀膜，摘膏肓曲折图之，尽得纤悉，今校以古书无少异者，张杲《医说》云：无为军张济，善用针，得决于异人，能亲解人而视其经络，则无不精。因岁饥疫，人相食。凡视一百七十人以行针，无不立验。《赤水玄珠》载何一阳说，云：余先年精力时，以医从师征南，历剖贼腹，考验脏腑。心大长于豕心，而顶平不尖，大小肠与豕无异，唯小肠上多红花纹；膀胱是真脬之室余，皆如《难经》所云，无所谓脂膜如手掌大者，汉土辨脏腑经络，取之实验，如此。本邦平安山胁氏请官，始有观藏之，举著藏志嗣后三谷氏、橘氏、杉田氏，解视皆有图说，宜就其本书见其详。

按：古昔有医经之学、有经方之学，医经论脏腑经络，人所以成形体，如《素问》《灵枢》是也。经方者，辨吐下温凉，主在施治，如《伤寒》《金匮》是也。主在施治者，随证立论，故其如脏腑，则曰心、曰胃、曰膀胱、曰血室耳，非故省略，言有所主也。然从事经方者，不精医经；从事医经者，多疏经方。自昔而然要之，医经则论常，经方则说变，是所以歧而为二也。唯夫上古神圣阐造化之秘，究人身之理，辨脏腑经络所在，审其官能机关，以为养生治病之标准，其玄妙至精，非所测焉。余往年解刑尸，检视内景与古书所说如合符节。当时有所私记赘附于此，以为蒙学之一助。肺者，位诸藏之上，充胸肋之中，上连喉咙，下盖心，分左右为二大叶，其色青缥带微红，其官主呼吸，以管吹气道，则两肺皆怒张，鲜泽似蝉翼。《九针篇》曰：肺者，五脏六腑之盖也。《病能篇》曰：肺者，为心之盖。心者在胸膛之上，两乳之间，丽肺叶之中，其色鲜赤，形如菡萏之倒挂，上圆下尖，左右有二室：其一名经脉，自心之左而出，盖送血之官；其一名络脉，纳血于心之右，盖收血之官，一往一复，流动周身，机发干旋莫有间断，是为至贵之地。《九针篇》曰：心主脉。《津液别论》曰：五脏六腑，心为之主。《邪客篇》曰：心者，五脏六腑之大主也，精神之所舍也。其藏坚固，邪不能容，容之则心伤，心伤则神去，神去则死。心尾动而应乳下，虚里是也。《平人气象论》曰：左乳之下，其动应手，宗气泄也。脾者，其色紫赤，其形如牛舌，其质如肉，位左胁下，在胃背侧，其官造胆汁，出津液，消磨饮食，化熟水谷。《太阴阳明篇》曰：脾与胃以膜相连。《厥论》曰：脾主为胃行其津液。肝者。其色赤褐，在腹右季胁之下，拥护络脉，抱持胆囊，傍胃侧向心下，其形大，其气臊臭，其质尤重，其官纳血于心，又制胆汁。《调经论》曰：肝藏血。《金匮真言论》曰：肝其味酸。《痿论》曰：肝主身之筋膜。胆者，其色青白，椭而如卵，在肝内，其官盛苦汁，化水谷。《四时气篇》曰：胆液泄，则口苦。《天年篇》曰：五十岁，肝叶始薄，胆汁始减。胃者，其色薄黄，在膈膜之下，肝脾之间，位腹之中央，其形圆而长于左方，其中空虚如大囊，上连食道，下接小肠，其官容受水谷，主磨荡输之。《小肠肠胃篇》曰：胃纡曲屈伸。《平人绝谷篇》曰：胃横屈受水谷。《五脏别论》曰：胃者，水谷之海，六腑之大源也。肾者，其色紫黯，有两枚，位五脏之下，六腑之后，其官主泌别水血。《痿论》谓之水藏上古。《天真论》曰肾主水，其下有小肾；二曰命门（案与《素问》所谓命门异）。《三十六难》曰：命门者，男子以藏精，女子以系胞。膀胱，其色黯黄，位少腹之下，在横骨之上，直肠之前，其状如倒壶芦，上腹圆大，下颈窄小，其官潴水，下连尿道。小肠，其色浅黄，其形如管，膜包其外，以曲尺许之，长二丈许，比之大肠，其形差细，其质薄，名曰薄肠；其上口屈曲，而连胃下口，自在右向左胁迁回脐上，屈曲少腹。《肠胃篇》曰：小肠回运还反十六曲。大肠，其形如竹根，长仅五尺，计比之小肠差大，其质坚厚，故曰厚肠。小肠盘踞于内，大肠环曲于外，其状为大肠缠小肠，其官共主化精微输之，膜外泌糟粕，导之肛门。《本输篇》曰：大肠属上，小肠属下。三焦者，《内经》详其名状，而《难经》言无形。之后人疑之纷纷不决，然《难经》问难疑义之书，有与《素问》往往不相合者，徐遁、陈无择、张季明、张介宾之徒，皆以为有形，近于是矣。今验之实物，上焦者，蕃所谓奇缕管是也；中焦者，大机里尔是也；下焦者，奇缕科曰是也；其官转化饮食，造酿气血，非六腑之数而何也？《五脏别论》曰：胃、大肠、小肠、三焦、膀胱，此五者名曰传化之府。上焦连脾脏在胃后，历横膜缘脊胴上行胸中，会左肩下而入络脉。《营卫生会篇》曰：上焦出于胃上口，并咽以上，贯膈而布胸中。又曰中焦，亦并胃中，而出上焦之后，此所受气者，泌糟粕，蒸津液，化其精微，上注于肺脉，化而为血，故曰营血之府。下焦者，别回肠，注于膀胱而渗入，故水谷常并居胃中，成糟粕而俱下于大肠而成下焦，其官主决渎。其名虽有三等，所以致其功绩，即一也。此其大较见于经文，而历可征者。《素》《难》古书也，且词致简，远非深于医者不易遽晓，苟能熟读之，则足以观医经之一斑矣。夫精神之运，气血之行，系天机之呼吸而至其所以然，则所谓有真宰存焉。自然之大数，非人力可得，而量知也。乃圣人且就其可知者，立名数，曰精神、曰魂魄、曰脏腑、曰经络、曰气血、曰津液，谆谆说示，令人知处活物之理，其精密非后医所能及也。今探死肠而求其理，犹剖死马而验骐骥，观之无益，不观亦无损。如脏腑经络，轩岐既已讲明之，蕃医尝糟粕，矜新创，不知其所以立，教而索诸毫厘纷颐之中，此荀卿所云：以指测河，以戈春之，类多见不知其量焉。余尝言医经者，天地、性命、脏腑、经络之学，故语常者居多焉。经方者，阴阳、虚实、攻补、温凉之书，故论变者居多焉。此二者犹两轮之不可偏废矣。知常通变，而医之能事毕矣。

评：著者明察内景，推阐真理，足为社友参考之资，其异同姑不具论，仅言三焦，著者于文久元年（即前清咸丰十一年），已证明有形。返观我国今日，尚有不尽然者，学识不齐，诟病之原，论中于精神之运，气血之行，再三致意，所谓今探死肠，而求其理云云。描摹蕃医刻舟求剑之弊，令人一读一击节。

颎 剂

制炼之法，创见于《周礼·天官·疡医》。郑玄注云：五毒，五药之有毒者。今医方有五毒之药，作之合黄，置石胆、丹砂、雄黄、磁石其中，烧之三日三夜，其烟上著，以鸡羽扫取之以注创，恶肉破骨则尽出，此即轻粉、粉霜、银朱、生生乳之祖。案外傅轻粉其来久矣，内服之则以《中藏经》明月丹为始，《本草图经》曰：飞炼水银为轻粉，医家下膈最为要药。《圣惠方》《直指方》《宣明论》《医垒元戎》《医学统旨》并称其效。李时珍曰：水银，乃至阴毒物。因火煅丹砂而出，加盐矾炼而为轻粉，加硫黄升而为银朱，轻飞灵变，化纯阴为燥烈，其性走而不守，善却痰涎，消积滞，故水肿、风疾、湿热、毒疮皆被劫，从齿龈而出，邪郁为暂开，而痰亦因以愈。若服以过剂，或不得法，则毒气被窜入经络、筋骨莫之能出，痰涎既去，血液耗亡，筋骨失所养，营卫不从，变为筋挛骨痛，发为痈肿疳漏，或手足裂，虫癣顽痹，经年累月，遂成废痼，其害无穷。蓄土所制升汞、甘汞加罗蔑儿等，与轻粉、生生乳同。今试之，颣剂于征毒神效灵验，非他药所及，使膏肓废疾，收功于数旬之间，可谓奇特矣。但用之须慎，不失其机矣。

附制轻粉法

水银一两　白矾二两　食盐一两

上三味同研，不见星，铺于铁器内，以小乌盆覆之，筛灶灰、盐、水和封固盆口，用炭炼二柱香，取开，则粉上附于盆面，其白如雪。（今世煅法分量不与古法同，盖从简便也）《续日本纪》。

元明天皇和同六年，伊势国始献水银粉，今药铺所鬻者，亦出于势州射和制生生乳法。

详见于《霉疮秘录》，然煅法迂曲，后学不易遽晓，盖陈氏奇其术耳！老友尾台士超传东洞翁秘法极为简易，因录之于下。

消石十六钱　矾石十二钱　绿矾十八钱　食盐三钱　青盐三钱五分，用戎盐　云母二钱五分，用汉产，浸盐水，日干为末　矾石三钱，火煅烟尽为度　水银十二钱

上八味各别为末，合入水银炼用，津唾捣数千杵以不见星为度，安放瓦器中（即今户窑），向底附着，乃盖之，铜线缚之，盐泥固封，藏过五旬，倒器埋之地中，底出地寸许，加火其上，用炭率三斤，炭尽起器，待火气消发，封乳滴著，盖里状如束针，取出听用。

评：历陈水银各方于内服之弊，恰如吾人所欲言，上海毒门戕伐生命多矣，用者慎之。

熨 法

温散凝寒，通畅血气，是熨法之所主。故古昔于灸代用。拘急、挛缩、痛痹不仁，凡系血气之凝结者，一切用之。《血

气形志篇》曰：形苦志乐病生于筋，治之以熨引（注云：熨谓药熨，引谓导引）。《寿夭刚柔篇》曰：寒痹之为病也，留而不去，时痛而皮不仁，以药熨之，用醇酒二十升，蜀椒一升，干姜一斤，桂心一斤，凡四种皆㕮咀渍酒中，用绵絮一斤，细白布四丈，并内酒中，置酒马矢煴盖封涂，勿使泄。又《刺节真邪篇》曰：治厥者，必先熨调和其经，掌与腋，肘与脚，项与脊，以调之，火气已通，血脉乃行。扁鹊疗虢太子尸厥为五分之熨，见于《史记》本传。《中藏经》曰：宜蒸熨而不蒸熨，则令人冷气潜伏，渐成痹厥；不当蒸熨而蒸熨，则使阳气偏行，阴气内聚。《千金》及《翼方》《外台》载熨癥诸方，《圣济》用葱白熨脐下，又用黑豆熨前后心，或炒盐醋灰，《赤水玄珠》为熨脐方，又有熨白虎历节风方。蕃医以蒟蒻熨心腹，即张景岳罨熨法。

评：著者温散凝寒，通畅气血二句，足明熨法之宜，治病兼用不无小裨，倘风火暑热痹络熨之，或反加甚。

灌　水

灌水之法，其来尚矣。《仓公传》《伤寒论》皆及之。《玉函经》曰：过经成坏病，针药所不能制与，水灌枯槁，阳气微散，身寒，温衣覆，汗出，表里通，利其病，即除华佗疗妇人寒热注病，用冷水灌之。《千金》《外台》治石发，有冷水

洗浴之法。《南史》载徐嗣伯用灌水治房伯玉之病。张戴人浴
痘儿，出于《儒门事亲》。他如衄血不止，用新水随左右洗
足，及冷水噀面。冷水浸纸，贴上，以熨斗熨之，金疮血出不
止，冷水浸之，即止。共见于《本草纲目》中。

评：灌水治病其来已古，即今每见热病殆用井水、雪水灌
入口中，旋得大汗而愈者，此中病理。有酷暑雷雨之应，热者
寒之。是已有寒痰积水，挟气蓄血者，妄用则殆。

脚　汤

《五常政大论》曰：行水渍之（注谓：汤浸渍也）。《阴阳
应象大论》曰：其有邪者，渍形以为汗。《玉机真藏论》曰：
脾风可浴。《金匮》附方有矾石汤浸脚。《巢源》曰：邪气在
表，洗浴发汗即愈。《外台》引文仲捋脚方：水煮杉木，浸捋
脚，去肿满大验。皇国亦有汤渍法，见于荣花物语。《本草衍
义》曰：热汤助阳气行经络，患风冷气痹之人，多以汤渫脚
至膝上，厚覆使汗出周身。然亦别有药，亦终假阳气而行。尔
四时暴泄，利四肢冷，脐腹疼，深坐汤中，浸至腹上，频频作
之。又曰：生阳诸药无速于此。朱慎人治风疾，掘坑，令坐坑
内，以热汤淋之，良久以箪盖之，汗出而愈。《圣惠方》有淋
渫疮上之法。《博爱心鉴》治痘疮顶陷，有水杨汤。诸如是
类，不暇、偻指姑抄一二，以资攻阅。

评：脚气，用药汤渫洗，屡见效验。冰冷者，可以得汗。古人妄禁水洗，不知用药之效，助汤气行经络。痿者，可使之起。

酒　剂

醪醴见于《素问》，然上古所作不能知其法。《扁鹊传》曰：其在肠胃，酒醪之所及也。仲景氏之方，八味丸、土瓜根散、赤丸、天雄散四方，各以酒服之。下瘀血汤一方，以酒煮之。麻黄醇酒汤，以美清酒五升煮之（《汉书》师古注：醇酒不浇，谓厚酒也）。芎归胶艾汤、炙甘草汤、当归四逆加吴茱萸生姜汤、鳖甲煎丸、清酒与水合煮之（案：《周礼》酒正辨，三酒之物：一曰事酒；二曰昔酒；三曰清酒。郑注：清酒，今之冬酿夏成者也。盖谓无灰清酒也）。其他大猪胆汁导法之法醋（案：法醋，诸本草无所考，成本无法字，似可从），苦酒汤，黄芪芍药桂枝苦酒汤之苦酒（陶弘景曰：醋，亦谓酰之以有苦味，俗呼苦酒）及美酒酰（魏氏曰：美酒酰，即人家家制社醋是也）。栝蒌薤白白酒汤、栝蒌薤白半夏汤之白酒，皆酒剂也（案：白酒，始见于《灵枢·经脉》，以白酒和桂，且饮美酒；仲景所用白酒，未详其制；《千金方》白酒，作白截浆或作截酒；《外台》亦同。今从之，用酢者取之，于豁胃利气，其造法见于《本草蒙荃》。盖仲景之方出于诸家，故曰法醋、曰苦酒、曰白酒，皆因古人所传异其称谓耳）。又《肘后》《千金》《外台》诸书并载酒剂之方，皆取于宣通血脉，开发壅滞。盖以酒性慓悍，能行药势也。凡急患长恙、血虚、气滞、久寒、痼冷、偏枯、不遂、拘挛、痹厥之类，宜常服之。然因药之队伍，功用各异，蕃有称丁几去尔者，浸药于烧酒，临时用之，盖仿膝于红蓝花酒也。然丁几罗宇多，蒲布满，原属劫剂，不可辄用也。

案：烧酒非古法，自元之时始。盖系蒙古人之制，其味辛烈燥猛，过饮则伤胃烂肠，不可充药料（其造法：用浓酒和糟入甑蒸，令气上，用器承取滴露，其清如水，味极峻烈，入口如燃，故曰：火酒。后世以糯米、大麦、葡萄等造之，其造法甚简）。汉土单称酒为药用者，专用糯米造之最为上品，黍粟次之，用粳米者少。盖汉土之粳不及本邦之粳，我粳与彼糯等，故入药者，宜用粳制无灰者。盖酒者，熟谷之精液，故其气慓悍滑利，大温有毒，其功则行气和血，解郁逐瘀，燠寒消食，散风湿，除邪秽，利水道，滑大肠，解禽鱼及百果之毒，导引诸药运输全身，莫此为捷。然过饮则伤神损寿，乱气动血，其功不掩害，乃如美淋酒、忍冬酒、保命酒、泡盛火酒等殊醇浓者，并不宜药用。

评：著者引用《周礼》诸书，具征博雅，篇末言其功不掩害，具有经验。即今伏热阴虚火炎者多。西药酒剂，每见有变征，劫剂之诚允当。

制　炼

蕃医炼化药材，取其精液，名曰制炼术。其类有数品，蒸馏取药露，及分析盐性土质，护谟华尔斯之类，其制法并见泰西水法，舍密、开宗和兰药镜，而其煎熬者、浸酒者，淮南《三十六水法》《抱朴子》等书既发其端矣。磺水与苏打合则为胆矾，与针合则为青矾之说，亦本于道家修炼术。他本草所载蔷薇露、阿片、芦荟之类，皆非洋人所创发明也。

评：著者归本于《抱朴子》各书，诚然，《淮南子》作豆腐，巴黎且机制焉。制炼为吾国所固有，但宜求精耳。薄荷精，太仓汪氏创，风行中外，莫谓秦无人也。

蒙　汗

蒙汗，字共见《本草纲目》泉水条七修类稿《水浒传》等书，其义未审，山田图南。云蒙汗，隐语以其害人，不直指其名也。说见败鼓录中宜参阅。

莨菪、阿片、曼陀罗花、番木鳖、双鸾菊之类，皆令人麻醉，收敛血脉，夺其神机，故心神错乱，瞳孔豁大，烦渴引饮，不知人事。若多服则死，宜斟酌作剂。凡割肉、刮骨、不可欠此药焉。《后汉书·华佗传》云：疾发，结于内，针药所不能及者，令先以酒服麻沸散，既无所觉。因刳破腹背，抽割积聚。若在肠胃，则断截湔洗，除去疾秽，既而缝合，傅以神膏，四五日创愈。齐东野语云：草乌末同一草食之即死，三日后亦活。《桂海虞衡志》云：曼陀罗花盗，采花为末，置人饮食中，即当醉。梅元实《药性会元》云：同陀罗花、川乌、草乌合末即蒙汗药。《本草》茉莉，亦根以酒磨一寸服，则昏迷一日乃醒，二寸二日，三寸三日。纪晓岚云：闽女饮茉莉阳死，与私夫共逃。此茉莉可以醉人。张介石《资蒙医经》云：蒙汗，一名铁布，少服止痛，多服则蒙汗。其方：闹阳花、川乌、瓦龙子、自然铜、乳、没、熊胆、朱砂、麝香，凡九味，上为绝细末，作一服，用热酒调服，乘饮一醉，不片时浑身麻痹。陈士铎《石室秘录》碎治法门云：先用忘形酒使其人饮醉，忽忽不知人事，任人劈破，绝不知痒痛。取出虫物，然后以神膏异药，缝其破处，后以膏药贴敷，一昼夜即全好。徐以解生汤药饮之，梦初觉而前症顿失矣。《资蒙医经》《石室秘录》等所载，盖皆华佗遗法，可以备参考焉。今日医道之辟外科，不必用麻药。游刃于人身中，恢恢有余，后生可畏。于是乎信。

附纪州华冈氏疗乳岩、结毒、淋漏、便毒、附骨疽及跌损脱臼，制麻药饮之，俟其醉，割肉、刮骨、刳膜、断筋。凡系重患笃癃者，一切用之。余尝亲炙其门，屡得其验术，因录其方。

曼陀罗花_{八分}，陈旧者佳，新者发呕　草乌头_{二分}　白芷二分　当归_{二分}　川芎_{二分}

上五味为粗末一瀹，空心服之。须臾心气昏晕，手足顽痹，或沉眠不觉，或闷乱发狂。乘时施治，既而饮之以浓茶，又与黄连解毒加石膏汤，二三时乃醒。如目眩、咽干、神气不复者，用黑豆汤即解。倘其不醉者，更饮温酒，或乘辇动摇心醉。其醉有迟速者，由天资有躁静尔。

评：外伤两科慎用之，可以利人。唯茛菪曼陀罗、草乌均毒药，业当标明。勿轻售非医，以免作孽者杀人。

起　泡

外敷斑蝥，拔毒去痛，呼脓除腐，凡病之毒聚血结而为患，如痛风、霉毒、跌扑、闪朒，一切瘀血凝滞者，皆宜之。盖疾之在脏腑、经络者，服药可以驱之。其在皮肤、筋骨之间，或提而出之，或攻而散之。其泡如是乎为功。《外台》治疗肿方：斑蝥二枚捻，以针划疮上，作米字，封之，即根乃出。又治干癣积年生痂，搔之黄水出，每逢阴雨即痒。用斑蝥半两，微炒为末，蜜调傅之。《圣济》大风，面上有紫癜瘟，未消用干斑蝥末，以生油调傅，约半日癜瘟胀起，以软帛拭去药，以棘针挑破，令水出干，不得剥其疮皮，及不可以药近口眼。《永类钤方》治癣痒用斑蝥七个，醋浸露一夜，搽之。又谓之天灸。王执中《资生经》烂旱莲草捶烂，男左女右，置寸口上，以古文钱压定，帛系住，良久起小泡，谓之天灸，其疟即止愈。并《医说》云：石龙芮，俗名猫迹草，叶毛而尖，取叶揉臂上成泡，谓之天灸，治久疟不愈。《本草纲目》毛茛草条，李时珍云：山人截疟，采茛叶按贴寸口，一夜作泡，如火燎，故呼为天灸、自灸。其他尚有数方。汉医则审内伤外感之别而施之，蕃医则概用之，虽有不过者，寡矣。

附制斑蝥膏法

斑蝥为末六两　黄蜡九两　猪脂三两

先煮蜡、脂二味，令消化离火，入斑蝥末搅令凝结。或摊于布，或摊于纸，贴患所。盖以坚膏，令不动。贴后一夜起泡，以针出水，其毒浅者，宜薄而日换，毒深者，宜厚而久贴。若病已愈，欲令生皮换贴黄蜡膏。

评：著者所引各条，俱系旧验。西医利于速效，铃医不顾痛苦，有相似者。篇末所云：汉医则审内伤外感之别而施之，蕃医则概用之，不过者寡，不但起泡一术也。

唧　筒

蕃医所为灌肠术者，即仲景导屎之法也。凡不论何病，肠内闭塞，污物不下者，宜导而出之。蜜导、土瓜根、猪胆汁，皆能润窍滋燥，从其便，用之可也。《肘后方》治大便不通，采土瓜根捣汁，用筒吹入肛门内。北齐道兴治疾方，用猪胆汁，导以苇管。《圣济》以生瓜根捣汁少许，水解之，竹筒倾内下部即通。《十便良方》疗大便秘塞不通，用猪胆，以筒灌三合许，令深入，即出矣，尽须臾更灌。《医学正传》小儿小大便不通，含蚝油，以小竹筒挤入肛门，以油吹入，过半时许下黑粪。袁枚云：回回病不饮药，有老回回能医者，熬药一桶，令病者覆身卧，以竹筒插入谷道中，将药水乘热灌入，用大气力吹之。少顷，腹中汩汩有声，拔出竹筒，一泻而病愈矣。是则过于太快矣。

评：中土汉法不一，其稳妥有较机取为上者，每见机取有元气随之而亡者说，见《医谭》。

导　尿

导尿，亦拯急之一策。《千金方》凡尿不在胞中，为胞屈僻，津液不通。以葱叶尖头内阴茎孔中，深三寸，微用口吹之，胞胀，津液大通即愈。《外台》引《救急方》主小便不通，其方取印成盐七颗，捣筛作末，用青葱叶尖盛盐末，开便孔，内叶小头于中，吹之，令盐末入孔，即通。《卫生宝鉴》一妓转脬，小便不通，腹胀如鼓，数月垂死。一医用猪脬吹胀，以翎管安上，插入阴孔捻，脬气，吹入，即大尿而愈。测胞之法，盖胚胎于此。蕃人效汉，制其器耳。

评：汉法何等稳便，蕃医用银丝通溺管，有伤生殖器成损者，说见《医谭》。

涂 药

涂药昉见于《灵枢·经筋篇》曰：有热则筋弛纵，缓不胜收。故僻治之以马膏，膏其急者；以白酒和桂，以涂其缓者。又《痈疽篇》曰：发于腋下赤坚者，名曰米疽，治之以砭石。欲细而长，疏砭之，涂以豕膏，六日已。仲景方中有温粉、有摩散。《外台》载涂脐下通溲便之方，《幼幼新书》涂五心治少小客忤。《圣惠方》涂手心以缓筋急。阎孝忠方涂足心能引上病而下之，又治口疮，又治赤眼，治鼻衄。唐宋以降，外敷药方亦复不鲜。或治敷患所，或移彼引此，及夫吹喉、点眼、涂卤、贴脐与熏蒸、洗熨等，皆治标之法也，不可不知。蕃医以为与内服同效专用之者，非也。

评：实可佐内服之，不及国医优为之有特效者。

芥子膏

蕃医好捣白芥子为泥，敷腨肠及脚心，施之中风、霍乱、发痫、暴泻、痘疮等，其法见于《肘后方》。治中风、卒瘖不能语，以苦酒煮芥子，敷颈一周，以衣包之，一日一夕乃瘥。

又治喉痹，取芥子捣碎，以水及蜜和，敷喉下，燥辄易。《中藏经》治小儿奶癣，白芥子不以多少研成膏，摊纸花子上，贴疼硬处，坐中效。此由外通内，藉于气达者。其功用与敷熨、吊溻种种杂疗同。

评：上寒气阻窒，脘腹痛，会用白芥子末、葱叶捣敷之痛处，即可捷效。

嚏 药

搐鼻取嚏，以发泄郁邪，开达壅塞，其法创见于《灵枢·杂病篇》，云：哕，以草刺鼻嚏，嚏而已。《金匮》头中寒湿，内药鼻中。《千金翼》及《外台》删繁方，搐鼻并同瓜蒂。《圣惠》治风头痛，吹鼻散，用瓜蒂、麝香等，五味先含，水满口后，搐药半字深入鼻中。又中风牙紧，不能下药，即鼻中灌之。又治眼睛如针刺疼痛。《圣济》以治小儿天钓。《幼幼新书》治小儿急慢惊风。《易简方》卒中口噤，用细辛、皂角各少许，或只用半夏为末，以芦管入鼻中，俟喷嚏，其人少苏。《兰室秘藏》以治内外障眼。张从正曰：如引涎、漉嚏、漉气、追泪，凡上行者，皆吐法也。翟玉华曰：其升之、举之、提之，皆吐之意也。

评：著者所引诸方，中医有用者，近人且有薄荷冰研射鼻窍治脑膜炎之方，后法胜前在发明之。

嗅　炳

药气藉火气从鼻孔中而直达肺府，通经贯络，透彻周身，卒病沉疴，从症用之，以助服药之所不及，是薰烟之用也。但用之于上部最为有效焉。《千金》疗咳熏法，细熟艾薄薄布纸上，广四寸后以硫黄末薄布艾上，务令调匀，以荻一枚如纸长，卷之作十枚，先以火烧缠下，去荻，其烟从孔中出，口吸，取烟咽之，取吐止。《外台》引《占今录验》疗咳饮烟法：钟乳、白石英、人参、丹参、雄黄、乌羊肾脂净纸，上八味各捣筛为末，以水银投药里，细研使入诸药，羊脂熬取置纸中，令均平，使厚一分，散药令周遍，剪纸一张，作三分二法，皆以口吸其气。犹今吃烟草也。《御药院方》龙香散，治偏正头痛，用地龙、乳香，细末掺纸上作纸捻子，烧令闻烟气。《澹寮方》徐介翁熏头风方，于上方加指甲，每用一捻，向香炉内慢火烧之，却以纸卷筒，如牛角状，尖小，留一小孔，以鼻承之。熏时须噙温水，令满口，此法通用之。《产经》治盘肠产用熏法。《外科正宗》治结毒烂坏，用祁阳炭面粉银朱为熏法。《本草纲目》治中风、痰厥、气厥、中恶、喉痹，一切急病，咽喉不通，牙关紧闭，用巴豆熏法。其法烂巴豆，绵包压取油作捻，点灯吹灭熏鼻中，或用热烟刺入喉内，即时出涎或恶血，便苏。

附：清神香（家法）　治疮毒、头痛及咽喉破烂、瘰疬、眼疾、服药无效者。

辰砂一钱　沉香三钱　百草霜三钱

上三味和匀，分为七贴，剪纸幅一寸，长八寸，写药末捻为七条子树之香炉中，点火条头，卷纸作筒，如笋状，以覆之，令烟不散，其尖上穿一小孔，患者含冷水就孔嗅之，全七日而止。

圣烟筒（家方）　此方不止疗霉毒沉深，兼治中风、偏枯、水肿、鼓胀、嗝噎、癫痫。

铅丹二钱　水银二钱　朱砂二钱　沉香二钱　白檀一钱　金箔五斤

上六味，先以铅丹盛土盏火熔化，内水银拌，令相得倾注纸上，研候如泥，入朱砂、沉香、白檀、金箔等末和调，嗅法同上。

评：硫黄暨钟乳、水银治咳，今人风热虚咳正多，大忌巴豆，熏喉不宜妄施，多用水银等。熏霉毒亦有流弊。

筒　针

《灵枢·四时气篇》曰：徒㾦先取环谷下三寸（案：环谷，不知所指。马莳曰：各经无环谷穴，止足少阳胆经，有环跳穴。今曰三寸意风市穴，此说恐非，因名为说耳。盖环谷，膀胱部位，今时疗鼓胀、水肿、刺针筒而取水，往往得验意，与刺癥疝同），以铍针针之，已刺而筒之，而内之入而复之，以尽其痰，必坚来缓则烦，悦来急则安静，间日刺之，痰尽乃止。又《官针篇》曰：病水肿不能通关节者，取以大针。《肘后方》皮肤水腹内未有者，服诸发汗药，得汗便瘥，然慎风寒为急。若腹大小之不去，便针脐下二寸，入数分，令水出孔合，须腹减乃止。则筒针之法，不昉于洋人矣。

　　附按：疗水肿、鼓胀用筒针刺之，出于不得已之策，可或一为之，屡之则大命从殒矣。《千金》云：凡水病，忌腹上出水，出水者，一月死，大忌之。《圣济》引徒郁子云：华佗云：水病未遇良医，第一不得针灸，言气在膜外已化为水，水出，即引出腹中气，水尽则死。《医说》引医余云：病水人，水在膜外，切不可针，针透膜，初时稍愈，再来即不可治。《神效名方》云：大忌脚膝上针刺出水，取一时之效，后必死矣。盖此症固忌针刺，然百药无效，至难奈何？施之，所谓穿腹法是也。但其侥幸万一，安可措而不讲耶？余尝验之，水肿有虚实之分，全身洪肿如水泡、如霜瓜，短气喘鸣，气息欲绝，以指压之，其痕随手而起者，属实，皮肤之肿也，其痕窅而不起者，属虚。肉间之肿也。实者，就股间腘缝而取水，犹可望生矣，虚者，则决不可取也。鼓胀亦然。有气、水之分，腹中污液潴蓄，若囊实物，内渐盈满，外渐怒张，至殆如鼓膨膪欲裂，以指弹之或按之，其运转响动者，水也。若肿硬紧满，青筋络绎，皮光射人，按之无声者，气也。水者，可刺，至气者，不可刺也。要征之胃气，若能食者，胃权犹存，可刺矣；不能食者，胃权已亡，虽水亦不可刺也。能辨此差别而亲试体验，知经文之不我欺焉。故非甄肿之虚实，水气之差别，胃气之存亡，决不可刺也。蕃医不顾忌一概施之，戕命不少，因表为后炯。

评：水肿，外刺取水，死者甚多，著者所谓屡之，则大命从殒，蕃医一概施之，戕命不少，立言洵有功哉，实事见《医谭》。

角　法

角法，义未详。或云：角者，咮也，咮形似针。吴仁杰说：行露诗，谁谓雀无角，盖古。谓咮为角，以针刺人体，犹雀之啄物也。

刺破患处，纳絮火于竹筒或硝子，急点着针口，则火气能吸血，候血止，放筒去，此为角法。凡瘀血凝聚，掀肿疼痛，发见于皮表者，视其所在，角之则瘀血去而疾患除矣。用瓠瓠亦同其义。角法，始出于《肘后方》，《外台》有角疗骨蒸法，又引《古今录验》蝎螫人，以角疗之之法；又疗金疮，得风，身体痉强，口噤不能语，瓠瓠烧麻烛熏之。《证类本草》引

《兵部手集》方，治发、背、头未成疮及诸热肿痛，以青竹筒角之。《苏沈良方》载治久嗽，火角法。《瑞竹堂经验方》吸筒、《济急仙方》竹筒吸毒、《外科正宗》煮拔筒，方并与角法同。

评：以火入筒合于痛处，拔取寒湿之毒，中土老妪能为之，但伏热、血沸者大非所宜。

蜞 针

丹波雅忠所著《医略抄》引宋侠《经心录》收蜞针法，案：侠，唐人。则蜞针之方，亦古矣。陈藏器曰：水蛭本功，外患赤白游疹及痈肿毒，取十余枚，令唼病处，取皮皱肉白，无不瘥也。冬日无蛭虫，地中掘取，暖水养之，令动，先洗人皮，咸以竹筒盛蛭啜之，须臾便咬，血满自脱，更用饥者。《外科精要》载洪丞相蜞针法，凡痈疽，觉见稍大，便以井旁净泥，敷疮顶上，看其疮上有一点先干处，即是正顶，先以大笔管一筒安于正顶上，却用大马蜞一条安其中，频以冷水灌之，马蜞当唼其正穴，脓血出，毒散是效。如毒大蜞小，须三四条方见功。腹傍黄者力大，若唼着正穴，蜞必死矣，其疮即愈。若血不止，以藕节上泥止之，白茅花亦妙。皇国用蜞针见于《滕定家明月记》，安贞元年条，又出于东镜及帘中，抄尺素往来等。此法与针角略同，而令患者不觉疼痛，更为便宜，然亦宜详其病之因，与证之状，而用之矣。

附：人身不论何处瘀血停聚，热痛红肿者，先净洗，肿上有毛发处，剃去之。着水蛭数条，任其咬呷，饱满自然脱下，若不落以盐少许掺之，即缩落。若血不止者，以指按住之即止；若其不呷者，擦肤令热，着之即吮。

评：疡科用蛭吸毒脓恶血，可省刀针之苦，洵善法之不可废者。

刺　络

血之浮见于肌肤者为络，潜行于内里者为经。缠绕九窍，绸缪百骸，环会周旋，靡所不至，犹地中有川渎水由之行也。《邪气脏腑病形篇》曰：经络之相贯，如环无端，此之谓也。夫血流动灌溉，荣养人身，故一处郁塞，则百体失养。其害不可胜殚方，此时非放发之，何以得通？《针解篇》曰：菀陈则除之。《经脉篇》曰：刺络脉者，必刺其结上；甚血者，虽无结，急取之以写其邪，而出其血。《调经论篇》曰：经（《甲乙经》作络）有留血，血有余则泻其盛经，出其血。又曰：视其血络刺其血，无令恶血得入于经，以成其病。《刺禁篇》曰：刺肘中，内陷气归之，为不屈伸（次注云：肘中，谓肘屈折之中，尺泽穴中也）。《刺腰痛篇》曰：刺解脉，在郄中（次注云：郄中，则委中穴）结络如黍米，刺之血射以黑，见赤血而已。《寿天刚柔篇》曰：久痹不去身者，视其血络，尽出其血。《禁服篇》曰：泻其血络，血尽不殆矣。《扁鹊传》扁鹊治虢太子，使子阳厉针砥石，以取三阳五会，取者谓刺络，除去其瘀滞也。后世郭志邃《痧胀玉衡》、刘松峰《杂疫论》共载疗痧胀、疙瘩瘟、虾蟆瘟之法，专用放刮二子踵事，加精可以为法式焉。安永间平安有垣本针源者，善用大针，出血治众疾。事见于《熙戴录》，要之，自非读《素》《灵》《甲乙》明经络俞穴，临症施治焉，知泻血之妙哉。

附　刺尺泽法

令病者就枕侧卧，下左而取右，下右而取左（侧卧取之，则无晕倒、眩悸之患）。先将绵布幅一寸，长二尺五寸许，紧扎肘后，令病者握物，弩力张络，就络脉怒张处下针，血辄进出，豫备铜盘受之，盘中宜布白纸以辨血色，有鲜绛者、有瘀浊者、有紫黯者，更量血之多少而处分之。若少则令病者极力握物，血便易出；若多则解缚启握，血即止。乃摩擦痏痕，令之屈臂，须臾得安。凡血量重七十钱至百五十钱为率，须观体之强弱焉。毒痛之浅深，而斟酌与头齿痛、目疾、头疮、耳鸣、肩背强急，凡系上实者，殊有效。

刺委中法

先将布紧扎病者膝上，就枕侧卧，令病者伸脚踵柱或壁，待络脉怒张而刺之，血即出（概如刺尺泽法）。腰痛、脚肿、产难、不月、臁疮、霉毒，系下实者有效，刺少商法（穴在手大指端内侧）。

将细线紧札大指横纹处，刺之，治唉痹、喉痈、惊痫、卒倒。

刺大敦法（穴在足大指端聚毛中）

刺法同上，治癫疝、睾丸痛肿。

刺额上法

令病者将缚布缠札喉下，络脉即张，轻轻刺之，治偏正头痛、赤眼疼痛。

刺鼻中法

以金创针就鼻中轻刺之，血即滴出，备器受之，治赤眼连额疼痛，及鼻生疮。

刺舌下法

舌下左右挟柱之络是也，矫舌刺之，治咽喉肿痛及木舌、重舌。

刺外肾法

以系札茎根，见筋络怒张，刺之，治疮毒肿痛，搔痒难堪者，凡针刺无定处，毒之所聚，刺之有效。刺百会治脑痛、头疮。刺目眦眼睑，治赤眼燆肿，弩肉遮睛，烂睑痒疼。刺龈肉，治齿牙疼痛、龈肿、龈风、钻、齿痏，其他酒皶鼻、痰顽癣、臁疮，可刺者犹多矣。宜候毒之所聚，而疏其所壅，有意外之功。

评：诸法均为我国粹，唐·秦鸣鹤治高宗风眩，刺百会、脑户，随即出血愈。今人惧其冒险，仅治霍乱取委中穴，出血瘀行病减一法，余不敢用，浅矣。

引 痘

《张氏医通》载种痘之说，云：始自江左达于燕齐，近则遍行南北，详究其源。云：自幺女降乱之力。《医宗金鉴》有种痘一法，传云：自神授其言，奇异不可信。盖其法取痘浆种之，峻易则由小儿之天资焉。我邦俗间有一种引痘之法，其法预畜痘痂，有欲种者，末痘痂以竹管吹入于鼻中，此法不知创于何时。嘉永二年，兰舶始赍牛痘苗来于长崎，试之，儿辈果有验，其法以针刺左右臂，纳脓于针口，不令血出，针之多少，随年齿异其数耳，其种转辗相传，遂延蔓海内。

附案：牛痘者，（初英国之医占拿，观牧童取牛乳者不染天花，因悟牛痘解人之痘毒，始试之，儿童果免痘，事见于嘶哟喇及邱熹引痘书）避痘之术，而非真痘也。犹饵紫河车而不出痘。（初年，小儿十三日以本身剪下脐蒂，烧灰以乳汁调服，可免痘患，或入朱砂少许。共《保幼大全》《正字通》等书。案：人胞胎，载于陈氏本草，朱震亨专言其功，然难悉信，但饵之于婴儿全身发疹者，不惧痘患，是为奇而已）服三豆神方而免痘厄，（稀痘神方：赤豆、黑豆、绿豆、甘草各一两为细末，斩新竹筒去皮，两头留节，穿一孔纳药末，杉木黏塞其孔，黄蜡封筒，外以小绳系之，候腊月投面中满一月，取出洗净，风干。每药一两，梅花片三钱和匀，儿大者用一钱，小者用五分，服后忌晕腥，十二日解出黑粪，是其验。如其详说见于本朝《食鉴》）盖痘毒者，根之于胚胎，发之于时气，故种之术非易易可施也。余亦尝试之，验则有之，但其先天毒深者，必遗巨害。聂久吾《论痘》曰：胎毒潜伏于五脏，有触则发，无触则不发，故发有迟速，当其未发时，形气俱泯无可端倪。若未燧之火，何处寻觅？又何解释？预解痘毒诸方，无故而遂冠通，都不近理也。又曰：其毒气发自五脏，实动五脏真气，全赖血气送毒气而出之，外运化之而成浆，收结之而成痂，而后脏腑可安。若血气送毒气不出，则毒气反攻脏腑，如冠作于都城中，主者不能操谋，奋武逐之出外，致令操戈内攻，安得不危。故用药如用兵，不可违此理也。此说颇精，核足以确痘疮为胎毒矣。盖男女之精和合成体，父之精属气，母之精属血。父之精发于疹，母之精发于痘，感时一发，然后人身始安。譬如蝉蛇之脱皮，草木之解甲，新陈相代，势所必然也。其少如古而多于今者，气运所令然，其痘有峻易者，系于胎毒有浅深，与时气有酷薄，感触有轻重，其均不免一感者，皆天也，今引痘家，乃欲以人力胜天运，苟冀目前之安，不顾日后之患，殆不知天定胜人之理也。夫人无病而饵药，必受其害。痘毒未动强引之，轻者或可无害，至其重者，则数颗种子，安得热泄无余，譬如流水壅之于此，必决于彼，溃冒冲突，变不可测。极其所底畜毒之灵为惊风、为马脾风、为哮喘、疳癖、蛔虫、癫痫、劳瘵、痘厄。虽免剧疾随起，以余所睹，实繁有徒。古人有言：逆天不祥。古圣人设医药以助造化，所不及，苟助以道痘厄，可救至其不可救命也。岂唯痘而已哉？或疑西肥五岛，有未染痘之地，村人或染，移之山中，严使村人邀之，是以其痘不蔓。据子之说：则西肥之人独无胎毒乎？曰：非也。病因风土而异，胎毒之发不止，痘而已也。是以岐伯有异法，方宜论孙氏有方土之说，不啻高燥之地多疟疾，卑湿之地多脚气，疾病随地各异，其证徐洄，溪辈既辨之矣。西肥之不染痘，亦风气所令。然风气一变，疾病亦从，而变痘之少于古而多于今，吾安知非西肥与他土类乎哉。

评：著者胎毒系于五脏，潜伏有深浅，及天定胜人之理，亦知言也。鼻苗亦有不出者，家君于二十岁时，方出天痘，而牛痘亦然。味者推崇新法，仅种一次，胎毒不清。喉恙恶疫，一染遂不可救者比比。

跋 一

自洋学一辟，人皆喜新厌旧，往圣遗训弃如土。阮宫保曰：西洋人言天地之理最精，其实莫非。三代以来，古法所旧，有后之学者，喜其新而宗之，疑其奇而辟之，皆非也。如医法为最，然惜乎，未有好事者为之辩也。吾友今村祇卿乃起而辩之，书仅一卷，博而能确，辞无枝叶，足以钳鸩舌之口而肽蒙者之感矣。祇卿著书数部，此特一斑云。

栗园浅田唯常（按：原书名左有疾医唯常印章，知浅田亦同时之医家也）

跋 二

家君刀圭之暇，以著述为娱。脱稿者，已若干种；顷者，使芳校旧稿，因得此篇。退谓生徒曰：此书虽小品，足以醒世医之梦，梦遂相共谋，将梓之。家君曰：尔漫录，遗漏亦多，且汉蕃相抗，犹晋戎之角牺，适足以耳嗤于高人。取夫轩岐之道之大，较之于诸蕃医术，犹日月之与爝火，沧溟之与蹄涔，其大小邪止，不智者而后知矣。犹何梓之为。芳曰：诚然矣。虽然今世之医不特，不知我道之广大精微，并不知蕃医剿龚法，以为已有而吊诡，承讹逞意，鼓簧公然弄人命于股掌之间，其害有不可胜言者，何置诸度外？此篇引援，该博一鉴，可以知我道无所不备矣。谓之后学之津筏，医门之慈航固非诬也。生徒之请，盍许家君叹而领颔之迨，梓成谨理前言以为跋。